KATHARINA MIDDENDORF

Sunny moon Yoga

Mit dem Sonnen- und Mondgruß
zu innerer Balance

Mondgruß

Im Land der Gegensätze

So üben Sie mit diesem Buch

Sonnengruß

Zum Nachschlagen

QUALITÄTS G|U GARANTIE

DIE GU-QUALITÄTS-GARANTIE

Wir möchten Ihnen mit den Informationen und Anregungen in diesem Buch das Leben erleichtern und Sie inspirieren, Neues auszuprobieren. Bei jedem unserer Produkte achten wir auf Aktualität und stellen höchste Ansprüche an Inhalt, Optik und Ausstattung. Alle Informationen werden von unseren Autoren und unserer Fachredaktion sorgfältig ausgewählt und mehrfach geprüft. Deshalb bieten wir Ihnen eine 100%ige Qualitätsgarantie.

Darauf können Sie sich verlassen:
Wir legen Wert darauf, dass unsere Gesundheits- und Lebenshilfebücher ganzheitlichen Rat geben. Wir garantieren, dass:

- alle Übungen und Anleitungen in der Praxis geprüft und
- unsere Autoren echte Experten mit langjähriger Erfahrung sind.

Wir möchten für Sie immer besser werden:
Sollten wir mit diesem Buch Ihre Erwartungen nicht erfüllen, lassen Sie es uns bitte wissen! Nehmen Sie einfach Kontakt zu unserem Leserservice auf. Sie erhalten von uns kostenlos einen Ratgeber zum gleichen oder ähnlichen Thema. Die Kontaktdaten unseres Leserservice finden Sie am Ende dieses Buches.

GRÄFE UND UNZER VERLAG
Der erste Ratgeberverlag – seit 1722.

KGS

Im Land der Gegensätze

Jedes Menschenleben beginnt mit der Frage: »Ist es ein Junge oder ein Mädchen?« Unser Einstieg ins Dasein beginnt also mit der Einordnung ins Entweder-oder. Und genauso geht es weiter: groß oder klein, schnell oder langsam, gut oder schlecht ... Und dabei wollen wir doch nur das eine: Einssein. Yoga mit seiner Sonnen- und Mondseite lässt diese zwei grundlegenden Gegensätze in uns spürbar werden, auf dass wir sie sehen, zulassen und leben und zu dem gelangen, was wir uns wünschen und was Yoga bedeutet: Einheit.

Zwei Seelen wohnen, ach, in meiner Brust! Hat Goethe recht?

Als Kreativ-Direktorin fühlte ich mich früher oft wie auf einem Drahtseil, immer hin- und hergerissen zwischen zwei Anforderungen: Kreativität und Konsequenz. Kreativ zu sein bedeutet, weich zu sein, offen, empfänglich – für Ideen, Zeitgeist, Stimmungen. Ideen zu präsentieren und ein Team zu führen hingegen bedeutet Fokussiertheit, Klarheit, Aktivität. Und so schwankte ich tagtäglich durchs Leben – zwischen Weichheit und Bestimmtheit. Beides fühlte sich irgendwie richtig an und gleichzeitig falsch. Hatte ich zwei Persönlichkeiten? Wer war ich wirklich? Beides waberte immer durcheinander, was teilweise fatale Folgen hatte: eine zu eng gedachte Kreativitätsphase und eine zu wenig stringente Mitarbeiterführung oder Kundenpräsentation. Aber wenn sich doch sowohl die kreative als auch die konsequente Seite in mir richtig anfühlten, wo lag dann das Problem? Das Problem lag nicht in den zwei Seiten an sich, sondern darin, diese überhaupt klar zu sehen und im passenden Moment einzusetzen. Das zu erkennen war der erste Schritt.

DER WEG IN DIE EINHEIT

Ich begann mit Yoga. Denn Einheit klang gut! Doch fand ich auch hier zunächst ein Entweder-oder: Schweißtreibende Yogastunden, die meine Aktivität weiter pushten, oder meditative Klassen, die meine introvertierte Seite stärkten; oder es war ein unentschiedener Einheitsbrei, der die eigene Mitte propagierte, ohne meine Verschiedenheit zu integrieren. Also machte ich mich auf den Weg zu einem Yoga, der mich in meiner täglichen Lebens- und Seinsdualität abholt und mich beide Seiten erleben und damit leben lässt. Um dann zu spüren, dass es in der Mitte noch etwas Größeres gibt, das sich wie die Essenz des Selbst anfühlt. Wie ein Zuhause. Herausgekommen ist dabei »Sunnymoon«, eine Yoga-Hommage an die freudige und lebenslange Seelenverbindung von Sonne und Mond, von Mann und Frau.

Mondlandung: Das fehlende Puzzlestück einer ausgewogenen Yogapraxis

2008 betraten mein inzwischen verstorbener Mann Julian und ich hoch oben im Himalaja einen Raum, in dem uns ein weißhaariger alter Mann empfing: Swami Dayanand Shankya Yogacharya. Der sagte zu uns: »You are my students. You will do the teacher training. Only the two of you.« Also fingen wir an.

WIE ICH SONNE UND MOND ENTDECKTE

Nach der ersten Yogaeinheit mit Sonnengrüßen und Feueratem war ich schon wieder in mein altes Höher-Schneller-Weiter verfallen. Ausgepowert lag ich auf der Matte. Scheinbar entspannt, weil erschöpft. Keine Gedanken, weil zu müde. Soweit war alles wie immer. »Now, you do the Nadi Shodana – balancing breath.« Auch das war nichts Neues. Also balancierte ich etwas aus, das ich gar nicht als unausgewogen wahrnahm, weil ich noch nichts von männlicher und weiblicher Seite wusste und weil ich mich durch den aktivierenden Yoga komplett in meiner aktiven (männlichen) Seite befand. Ich atmete ahnungslos und aufgedreht von links nach rechts und zurück. Am nächsten Tag hieß es: »Now you learn the moon salutation. So you can connect with Shakti Energy. You can calm down, let go and receive.« Mir stockte der Atem – denn das klang wunderbar. Auch wenn ich nicht wusste, wer Shakti war, gefiel mir sehr gut, was sie anscheinend zu geben hatte: Spüren, Loslassen und Empfangen – und zwar nicht beim Relaxen, sondern im Fluss der Bewegung. Der Mondgruß

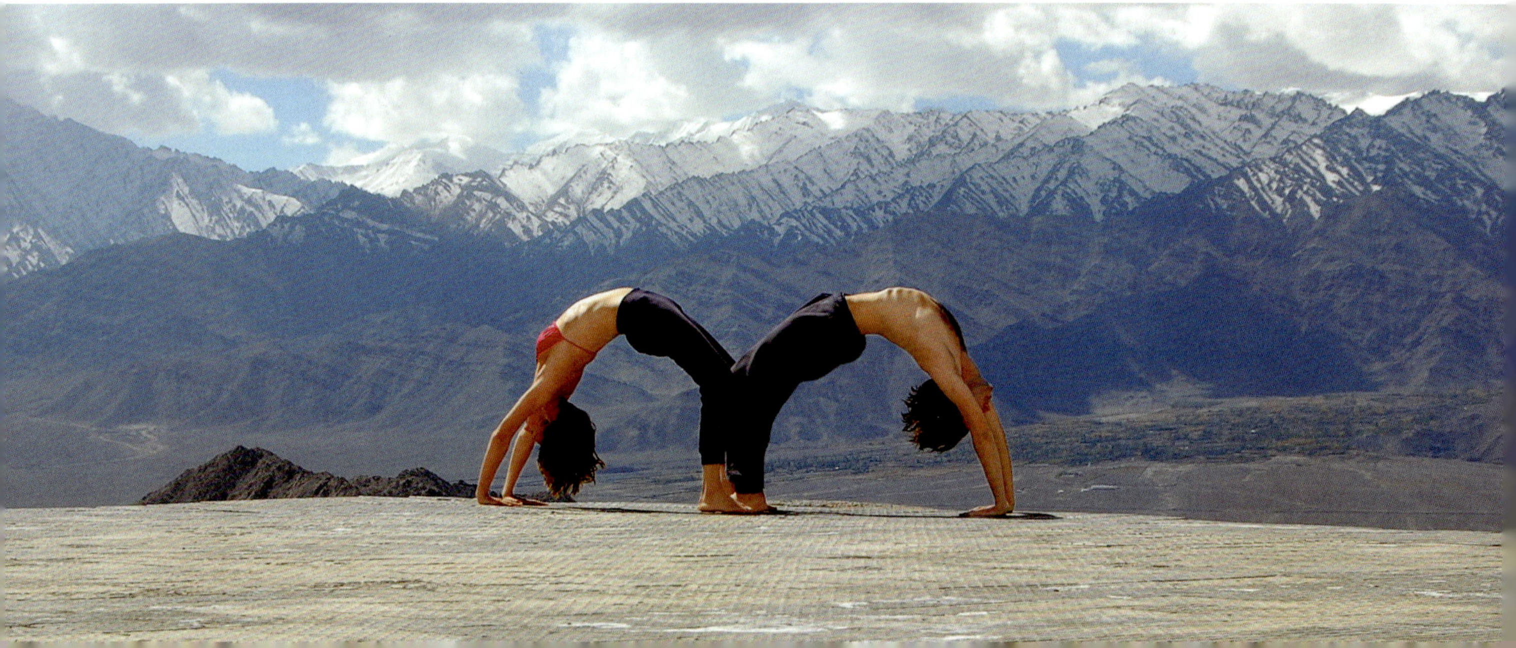

ergriff sofort mein Herz. Ich ließ mich in die weiche Sequenz fallen wie ein erschöpfter Reisender nach einer Weltumsegelung. Ich fühlte und begriff gleichzeitig, was für ein Geschenk mir gegeben wurde. Denn ich nahm echten Kontakt mit meiner weiblichen Seite auf. Gleichzeitig wurde mir die Qualität des Sonnengrußes bewusst. Als hätten sich die zwei Stücke eines zerbrochenen Herzens nach langer Zeit wiedergefunden und ineinandergefügt.

Leben im Mondschein: Den Mut haben, die eigene Vielfalt zu leben

Der Mond ist eine Sie. Weich und rund. Unsere Mondseite ist empfänglich und offen nach allen Seiten. Hier können kreative Prozesse entstehen. Denn der Mond ist weiblich und damit per se schöpferisch. Er führt uns in die Innenschau und schult zugleich unseren Rundumblick. Wir treffen Entscheidungen hier nicht bewusst, sondern sie entstehen wie von selbst. Es geht mehr um das Sein als um das Machen.
Im Tantra ist die weibliche Kraft *Shakti,* im Yoga heißt sie *Ida*. In unserer Gesellschaft wird die Shakti-Energie durch die Frau repräsentiert. Von einem universelleren Standpunkt aus betrachtet steht Shakti für den Raum. Im spirituellen Kontext ist sie die Kraft des Raums. In dieser weit dimensionierten Kraft steht sie einerseits für das Empfangen, aber auch für das Hervorbringen. Das macht Shakti zur Schöpferin und zur Urmutter, die für das Entstehen verantwortlich ist. Ganz formal ist diese Energie mit der Minusenergie zu vergleichen, eine Seite der zwei Pole in uns. Ida im Yoga ist die linke Seite unseres Körpers, die dem Empfangen, dem puren Sein zugeordnet ist.

> ***»nivata Yoga« – sich seiner selbst bewusst sein***
>
> *Der europäische Yogastil »nivata« betont die Wahrnehmung der männlichen (aktiven) und der weiblichen (empfangenden) Seite, damit sich die Übenden dieser Polarität bewusst werden können. Der Sonnengruß ist eine Modifikation des klassischen Satyananda-Sonnengrußes und der Mondgruß eine Weiterentwicklung aus tantrischer Tradition. Die Sanskrit-Namen der Haltungen lehnen sich deshalb an die Yoga- und Tantratradition nach Swami Satyananda an.*

DAS WEIBLICHE ERFAHREN

Anders als der Sonnengruß führt der Mondgruß *(Chandra Namaskara)* bisher eher ein Schattendasein im Yogakosmos. Seine Herkunft ist unklar – weil im Tantra, das hauptsächlich mündlich weitergegeben wurde, vieles unklar ist. Dass er kaum bekannt war, mag vielleicht daran liegen, dass unsere Gesellschaft eher die männliche, zielgerichtete Kraft wertschätzt. Auf jeden Fall ist der Mondgruß eine sehr gute Möglichkeit, mit dem Weiblichen in uns und um uns herum Kontakt aufzunehmen. Auch für Männer. Wenn wir den Mondgruß praktizieren, fühlt es sich an, als würden wir uns einmal um uns selbst drehen – so wie der Mond um die Erde. Der Mondgruß ist

Die Eigenschaften von Sonne und Mond

***Mond:** passiv, kühl, linke Seite, weiblich, kreativ, introvertiert, rund*	***Sonne:** aktiv, warm, rechte Seite, männlich, zielstrebig, extrovertiert, gerade*

eine fließende, hingebungsvolle Yogasequenz, die der yogischen Sonne das zurückgibt, was sie schon lange vermisst hat: ihren kreativen Begleiter.
Er eignet sich besonders für die Abendstunden. Aber auch morgens kann er seine ganz besondere Wirkung entfalten: Nach einer unruhigen Nacht bringt der Mondgruß die fliegenden Gedanken sanft auf den Boden und sorgt für die innere Gewissheit, dass auch im Chaos immer alles an seinem Platz ist.

FLEXIBILITÄT UND BALANCE

Der Körper wird durch die wendigen, sich allen Seiten widmenden Haltungen flexibel und durchlässig. Besonders die seitlichen Organe werden belebt und der Unterleib wird wohltuend entspannt. Wir nehmen unsere eigene Dreidimensionalität wahr, und durch immer wiederkehrende Drehungen wird das Gefühl für den Raum geschult. Dies und die dynamische Abfolge der Standhaltungen stärkt die Fähigkeit, sich zu drehen und zu wenden, ohne den Halt und die Balance zu verlieren. Die durchweg hingebungsvollen Haltungen, vor allem die Vorbeugen, motivieren uns loszulassen, ohne die Angst, sich dabei zu verlieren.

RHYTHMIK UND BEWUSSTSEIN

Mond- und Sonnengruß sind rhythmisch. Während der Sonnenrhythmus eher vorantreibend und klar getaktet ist, schwingt der Mondgruß weicher und intuitiver. Die Rhythmik aus Ruhe und Bewegung schenkt uns Wohlbefinden, da sie die im Alltag ersehnte Balance versinnbildlicht und erlebbar macht.
Auf energetischer Ebene widmet sich der Mondgruß insbesondere zwei Bewusstseinszentren (Seite 8): dem Stirn- und Sakralchakra. Im Stirn- oder Augenbrauenzentrum *(Ajna Chakra)*, dem Tor zur Intuitionskraft, wird diese oft schlummernde Kraft geweckt.
So können wir nach dem Mondgruß oft viel intuitiver entscheiden, mehr gefühls- als verstandesorientiert. Das Sakralchakra *(Swadhisthana Chakra)* im Unterleib führt uns ebenfalls ins Spüren, jedoch hier in unsere Genussfähigkeit. Wir werden weich, offen und empfänglich für die Schönheiten des Lebens und können uns an der Vielfalt unserer selbst und der Welt erfreuen. Wir fühlen uns leicht.

Leben im Sonnenlicht: Die Freude am eigenen Tatendrang entdecken!

Die Sonne ist ein Er. Sie steht für die aktive Kraft in uns, das Voranschreiten, das Machen. Sie ist heiß und feurig. Sie steht für unsere extrovertierte Seite. Sind wir in der Kraft dieser Sonnenenergie und können sie abrufen beziehungsweise aktivieren, dann können wir uns zielstrebig durch bestimmte Situationen bewegen und schnell und treffsicher agieren.
In der tantrischen Lehre ist diese männliche Kraft

Shiva, im Yoga heißt sie *Pingala.* Auf konkreter Ebene wird die Shiva-Energie in unserer Gesellschaft durch den Mann repräsentiert. Auf universeller Ebene steht Shiva für die Zeit, die dynamisch voranschreitet. Auf spiritueller Ebene ist Shiva die Lebensenergie Prana. Die männliche Energie ist also dynamisch und vital. Das macht Shiva zur Plusenergie der zwei Pole, zum Durchsetzer, der unermüdlich und zielgerichtet ausführt und vor Vitalkraft sprüht. Damit entspricht die Shiva-Energie der rechten Körperseite, die dem Handeln zugeordnet ist.

ANBETUNG DER SONNE

Entstanden ist der Sonnengruß *(Surya Namaskara)* in vedischen Zeiten, als die Sonne in täglichen Ritualen angebetet wurde, weil sie ein kraftvolles Symbol des spirituellen Bewusstseins ist. Gleichzeitig wurde ihr als der Naturkraft gehuldigt, die zu Gesundheit, Kreativität und gesteigerter Produktivität führt.
Der Sonnengruß ist eine eigenständige Yogapraxis. Er verbindet Asana, Pranayama und Meditationstechniken. Auf physischer Ebene ist er eine Symphonie aus Vor- und Rückbeugen, wobei jede Vorbeuge mit einer Ausatmung und jede Rückbeuge mit einer Einatmung verbunden ist. Die spirituelle Ebene spricht der Sonnengruß durch die bewusste Atemführung und das Chakrenbewusstsein (siehe Kasten) an.

12 SONNENPHASEN – 12 HALTUNGEN

Der klassische Sonnengruß ist eine dynamische Abfolge von 12 Haltungen. Diese symbolisieren die Sonnenphasen (Tierkreiszeichen) im Jahr. Darüber hinaus

Die Chakren im nivata-Yoga

Chakren sind Bewusstseinszentren, nicht sichtbar, aber spürbar. Jedes steht für ein bestimmtes Thema und ist der Ort, dieses mental und energetisch tiefer zu erfahren – eine wertvolle Inspirationsquelle für unsere Selbstwahrnehmung. Viele Yogahaltungen unterstützen dies.

- ***Kronenchakra – Sahasrara Chakra:*** *Scheitelmittelpunkt. Erleuchtung; Anbindung an eine höhere Wirklichkeit, sich dorthinein auflösen.*
- ***Stirnchakra – Ajna Chakra:*** *Augenbrauenzentrum, drittes Auge. Intuition; Hellsichtigkeit und gefühlte Entscheidungen.*
- ***Kehlkopfchakra – Vishuddi Chakra:*** *Kehlkopf. Klarheit; Fähigkeit, klar zu erkennen, zu spüren und danach zu sprechen und zu handeln.*
- ***Herzchakra – Anahata Chakra:*** *Brustbein. Offenheit; sich auf Herzensebene zeigen und anderen zugewandt begegnen.*
- ***Nabelchakra – Manipura Chakra:*** *Nabelzentrum. Lebenskraft; Tatkraft, Durchsetzungskraft, Neues beginnen.*
- ***Sakralchakra – Swadhisthana Chakra:*** *Steißbein/Kreuzbein. Genießen; loslassen und spüren können, mit allen Sinnen sein.*
- ***Wurzelchakra – Mooladhara Chakra:*** *Damm. Stabilität; Sicherheit und Ruhe verspüren und ausstrahlen.*

entspricht die Zahl 12 den Stunden des Tages und orientiert sich auch hier an einem vertrauten Rhythmus, der beim Praktizieren harmonisch spürbar wird. Es gibt viele Sonnengrußformen, fast jede Yogaschule hat ihre eigene. Der hier vorgestellte nivata-Sonnengruß orientiert sich an den traditionellen indischen zwölfphasigen Sonnengrüßen: Die Zählung beginnt mit der ersten dynamischen Haltung, Pranamasana, und fasst die Haltungen von Ashwa Sanchalanasana als eine Haltung zusammen.

VITALITÄT UND KRAFTVOLLE HINGABE

Beim Üben wird der Geist in seiner Fähigkeit zu fokussieren gestärkt und die Freude an der Aktivität wird geweckt. Der Bewegungsablauf dehnt und stärkt die Muskeln und massiert und vitalisiert die Organe. Er regt den Stoffwechsel an, eliminiert Körpergifte und entschlackt den ganzen Körper. Der Sonnengruß wird muskeleffizient und mit größtmöglicher Entspannung ausgeführt. Er ist weder ein Muskeltraining mit Kraftaufwand, noch ist er eine Übung, um sich bis zur Erschöpfung zu ermüden. Es geht um ein gleichmäßiges Maß an Energieaufwand, das den größtmöglichen Effekt auf die Gesamtvitalität erzielt.
Doch nicht nur körperlich und geistig erfahren wir durch den Sonnengruß Stärkung. Die Anbetungstradition dieser Sequenz schwingt in der Praxis spürbar mit. Denn der Sonnengruß ist nicht nur Teil des Hatha-Yoga (Yoga der körperlichen Reinigung), sondern auch Teil des Bhakti-Yoga (Yoga der Hingabe an Gott). Uns ist die Hingabe an eine höhere Kraft zunehmend fremd geworden, und doch ist es Teil des Menschseins. Der Sonnengruß führt uns ganz undogmatisch auch in die Erfahrung, sich einer höheren Ordnung hinzugeben – ohne dabei die eigene Selbstwahrnehmung zu verlieren, im Gegenteil.

Sunnymoon: die Hochzeit von Sonne und Mond

Gegensätze ziehen sich deshalb an, weil sie sich aufheben wollen. Doch sollte dies auch das Ziel sein? Yoga heißt Einheit. Wir kommen aus der Einheit, davon gehen die unterschiedlichsten Glaubens- und Bewusstseinsschulen aus. Und wir gehen dort auch wieder hin. Aber was steht dazwischen? Es sind eben diese zwei Seiten, die uns definieren und deren Kräfte wir nutzen können, um unser Leben zu gestalten und uns weiterzuentwickeln – hin zur Einheit.

DIE REISE ZU SICH SELBST

Es geht weniger darum, Einheit direkt zu erfahren, weniger um die Vereinigung der beiden Seiten durch Verschmelzen. Es geht eher darum, Einheit einfach erst einmal erstrebenswert zu finden und durch das Erkennen der Dualität einen großen Schritt in diese Richtung zu tun. Wenn wir beide Seiten erkennen, annehmen und nutzen, werden wir Harmonie finden. Dadurch werden wir still, und in dieser Stille finden wir Zugang zu unserem inneren Ort – unserer Essenz, unserem Selbst –, der die absolute Zufriedenheit birgt: mit dem, was ist, und vor allem mit dem, was wir selbst sind. Der Weg zu uns selbst – so nah und scheinbar doch so weit entfernt ist dieser innere Ort.

Im Yoga werden wir eingeladen, uns auf die Reise zu machen. Setzen wir uns als Ziel, zur Erleuchtung zu gelangen, kann es gut sein, dass wir zwischendurch auf der Wegstrecke liegen bleiben, falsch abbiegen oder auch einfach wieder zurückfahren. Ist das Ziel aber, zu sich zu kommen – was wahrscheinlich das Gleiche ist wie Erleuchtung –, dann ist der Weg plötzlich gar nicht mehr so weit. Denn uns selbst haben wir schließlich immer dabei. Sich auf den Weg zu machen bedeutet, nicht nur ein Ziel zu haben, sondern sich auch mit der Route gut vertraut zu machen, unbekanntes Territorium zu erforschen und schließlich in die persönliche »Landkarte« einzuzeichnen. Und so reist man mit dem Sonnen- und dem Mondgruß durch die wilde Landschaft der Gegensätze, die sich von Etappe zu Etappe, von Runde zu Runde immer weiter auflösen, weil sie gelebt und erkannt werden.

ALLE QUALITÄTEN BEWUSST LEBEN

Die Dualität von Sonnen- und Mondgruß zeigt uns die unterschiedlichen Qualitäten, die in uns stecken. Und es zeigt sich, dass jede Seite die andere braucht, um ganz zu sein. Das Runde und das Gerade. Der Raum und die Zeit. Zusammen: die lebendige Stille. Beginnen wir damit zu spüren, was ansteht, was wir brauchen, welche Situation welche Kraft erfordert. Und dann nutzen wir die Kraft der Yogapraxis durch den Sonnen- oder/und den Mondgruß, um genau diese Kräfte auszubauen und ganz bewusst in unserem Leben einzusetzen: für einen klaren Bezug zu uns selbst, in der Partnerschaft, als Eltern, als Freunde, als Kollegen, als Menschen.

So üben Sie mit diesem Buch

Die Erfahrung zeigt, dass sich die Qualität einer Yogapraxis nicht durch ihre Länge ausdrückt, sondern allein durch ihre Wirkung.

Wann, wo und wie lange?

Es ist unglaublich schwer, selbstständig zu üben. Es ist um Längen schwerer, als regelmäßig in Yogakurse zu gehen. Der Wunsch nach wirklicher Entwicklung im Leben muss in höchstem Maße ausgeprägt sein, verbunden mit der Erkenntnis, dass wir selbst unsere wichtigsten Lehrer sind. Denn wie leicht kann das Ego, das sich so gern im Drama, Stillstand oder Rückschritt suhlt, uns immer wieder austricksen, sobald wir uns auf die Matte begeben wollen! Erst noch sauber machen, erst noch eine Mail schreiben, erst noch dies, erst noch das ... Und dann! Ja, dann! Und dann was? Meistens nichts mehr.

MEIN TRICK IST, MORGENS ZU ÜBEN

Das Argument mit dem leeren Magen ist gut, aber ausschlaggebend ist die Tatsache, dass das Ego frühmorgens noch schläft. Also möglichst vor dem Denken auf die Matte! Als Mutter und Selbstständige weiß ich, dass das nicht einfach ist. Aber es ist machbar – wenn man sich großzügig erlaubt, dass es manchmal geht und manchmal auch nicht. Disziplin ja, aber bitte keinen neuen Stress! Oft mache ich morgens nur eine Runde Sonnengruß, manchmal sogar im Pyjama. Auch wenn sich das nicht nach einer perfekten Praxis anhört, ist es immer noch ein besseres Gefühl, als gar nichts zu machen.
Nutzen Sie Ihren Impuls innerhalb einer Struktur, die Sie sich selbst vorgeben, denn nur Sie wissen am besten, wann Sie in Ihrem Tagesablauf am ehesten Raum haben für sich.

IHR ÜBUNGSRAUM

Natürlich ist es wunderbar, einen eigenen Bereich fürs Üben zu haben. Doch wenn das nicht möglich ist, definieren Sie einfach Ihre Matte als Ihren Yogaraum. Suchen Sie sich eine schöne, rutschfeste Matte aus, auf der Sie sich wohlfühlen und die nur Sie benutzen. Stellen Sie eine Kerze vor sich auf, sodass das ganze Drumherum in den Hintergrund tritt. Wenn Sie möchten, zünden Sie vor dem Üben ein Räucherstäbchen an oder lüften Sie das Zimmer gut.

SONNE ODER MOND?

Das entscheiden Sie. Brauchen Sie Aktivität und Tatendrang, dann drehen Sie ein paar Runden Sonnengrüße. Die Anzahl 1, 3, 5 oder 10 hat sich in meiner Übungs- und Unterrichtspraxis als sehr stimmig erwiesen. Haben Sie jedoch das Bedürfnis nach innerer

Entfaltung und Bodenhaftung, praktizieren Sie den Mondgruß. Hier reichen oft schon 1 oder 3 Runden. Wenn Sie den Sonnengruß beherrschen, dauert ein beidseitiger Durchgang etwa ein bis zwei Minuten, ein Mondgruß etwa drei bis fünf Minuten.

Achtsam üben

ATEM UND BEWEGUNG KOORDINIEREN

Bei allen Yogahaltungen und besonders bei Übungssequenzen ist es wichtig, dass die Atmung jeweils vor der nächsten Bewegung einsetzt. So können Sie sicher sein, dass Ihr Blut mit genügend Sauerstoff versorgt ist und Sie keinen Muskelkater bekommen. Auf energetischer Ebene ist *Prana* (Atem und Lebensenergie) das Element, das den Körper versorgt – es bedarf also des Prana-Impulses, dass der Körper energetisch und dann physisch nachziehen kann. Besonders im Mondgruß werden Sie vermutlich anfangs für eine Bewegung länger als nur einen Atemzug brauchen. Atmen Sie gleichmäßig und ruhig weiter, bis Sie bereit sind, mit dem nächsten Ein- oder Ausatmen in die folgende Übung zu gehen.
Führen Sie die Bewegungen präzise aus, bleiben Sie dabei aber ganz durchlässig, das heißt körperlich, seelisch und mental entspannt. Trauen Sie Ihrem Körper zu, dass er die für ihn richtige Form findet. Lösen Sie sich von Vorstellungen, wie die Haltung auszusehen hat, und verlassen Sie sich ganz auf Ihr Empfinden. Entspannen Sie sich in den Ablauf hinein und stellen Sie den Rhythmus vor die Präzision.

IN STIMMUNG KOMMEN

Überprüfen Sie immer wieder innerlich, ob Sie wirklich fühlen, was Sie da tun, und nicht nur denken, dass Sie wissen, was Sie da machen.
Die Grundstimmung, um die es jeweils geht, ist eindeutig polar: Üben Sie den Sonnengruß, betreten Sie das weite Feld der Aktivität. Praktizieren Sie den Mondgruß, befinden Sie sich im Bereich des Empfangens. Diese Stimmungsfelder können Sie als Grundlage der Praxis wählen.
Um sich in die jeweilige Stimmung zu versetzen, können Sie zum Beispiel mit Visualisierungen arbeiten. Legen Sie ein Bild auf die Yogamatte, das die Stimmung des Grußes darstellt, und schauen Sie während der Praxis immer wieder zu diesem Bild (das kann zum Beispiel das Foto einer aufgehenden Sonne über der Wüste sein oder eines Mondes, der sich

Die drei Stufen des Mondgrußes
Es gibt mehrere Varianten des Mondgrußes. Abgebildet und in erster Linie angeleitet wird hier im Buch die Stufe 3. Sie setzt einige Flexibilität in Hüften, Beinen und Rücken voraus. Unter »Wann Sie diese Haltung variieren sollten« finden Sie zwei leichtere Versionen: Stufe 2 ist für Menschen mit einiger Kraft, aber weniger flexiblem Körper gedacht. Stufe 1 ist für jeden geeignet, auch für Menschen mit körperlichen Einschränkungen und für Schwangere.

im Wasser spiegelt). Mit zunehmender Erfahrung können Sie diese Bilder auch innerlich erzeugen und sich so durch die Kraft Ihrer Gedanken und Gefühle ganz automatisch und von innen heraus in die passende Stimmung versetzen.
Auch Musik kann Sie unterstützen – allerdings sollten Sie diese nur einsetzen, wenn die Bewegungsabläufe ganz automatisch der Atmung folgen und Ihr eigener Rhythmus bereits etabliert ist. Ansonsten kann es sein, dass Sie sich vom Rhythmus der Musik tragen lassen und dabei gegen Ihren eigenen Rhythmus atmen und sich bewegen, was die innere Ausgeglichenheit wieder aus der Balance bringen kann.

WIE FANGEN SIE AN?

Am besten beginnen Sie mit dem Gruß, der Ihrer persönlichen Grundstimmung am ehesten entspricht. Schauen Sie sich die Haltungen erst einmal einzeln an – und vielleicht auch nicht alle auf einmal, sondern Tag für Tag eine neue. Nachdem Sie jede Position für sich geübt haben, können Sie beginnen, kleine Abschnitte mit der Atmung als Bewegungsreihe zusammenzufassen.
Der Sonnengruß mit nur zwölf Haltungen, die sich intern wiederholen, ist relativ leicht zu erlernen. Der Mondgruß ist etwas komplexer. Doch habe ich die Erfahrung gemacht, dass viele Menschen den Mondgruß intuitiv zugänglicher finden als den Sonnengruß. Also folgen Sie Ihrem spontanen Impuls und Ihrer Lust. Der Rest kommt von selbst.

Viel Spaß!

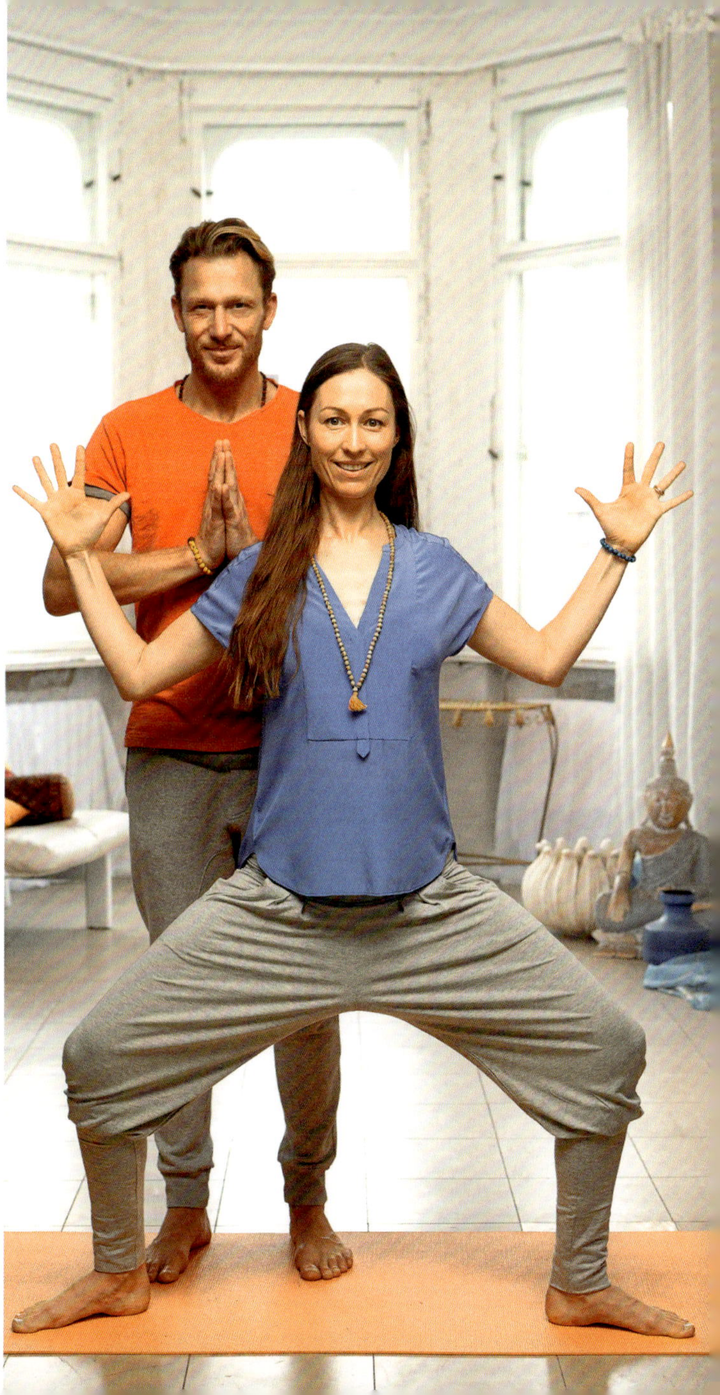

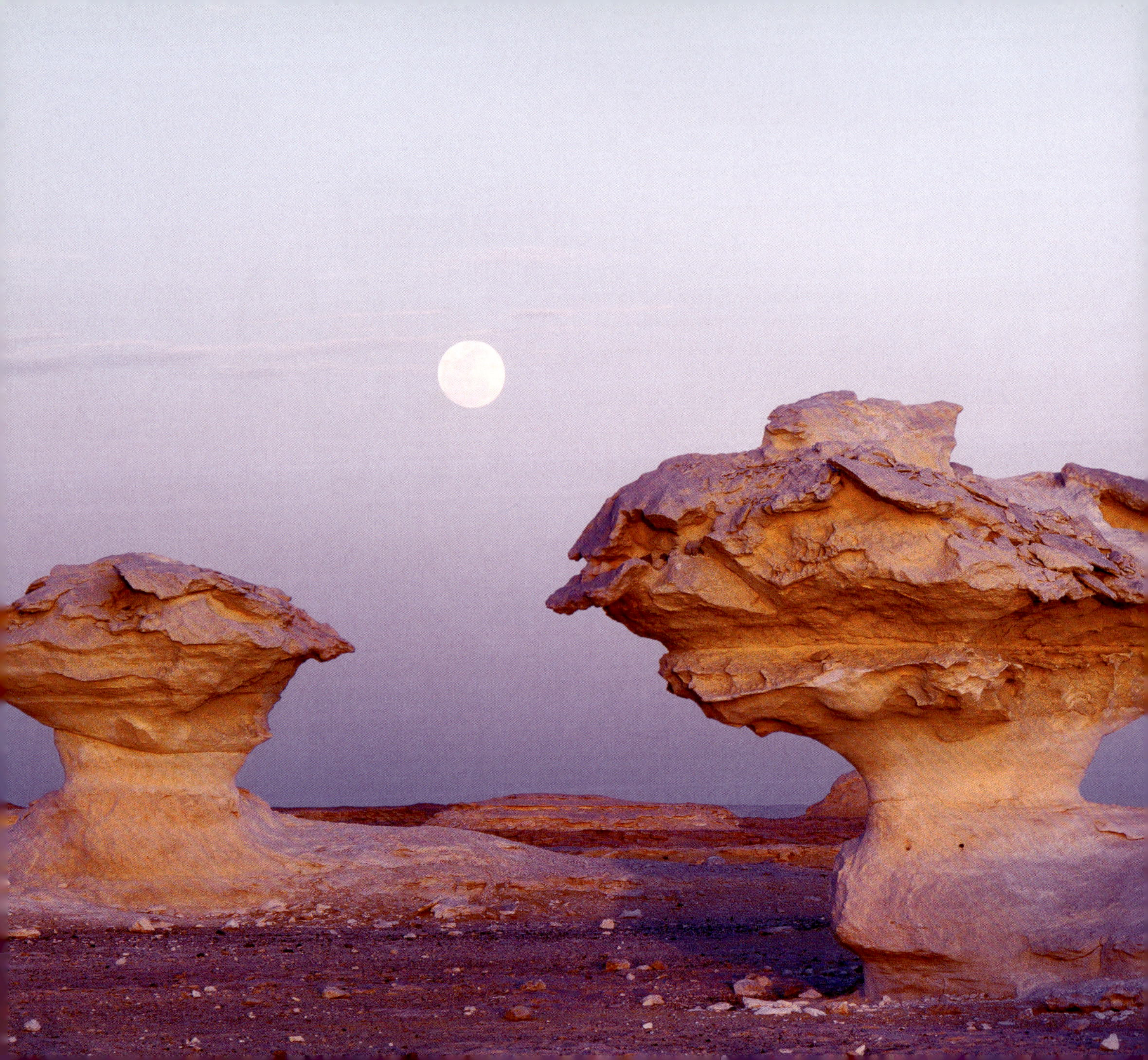

Mondgruß

Der Mondgruß ist eine Ode an unsere weibliche Kraft. Eine Kraft, die in sich schöpferisch und vielschichtig ist und uns in die pure Entspannung führt.

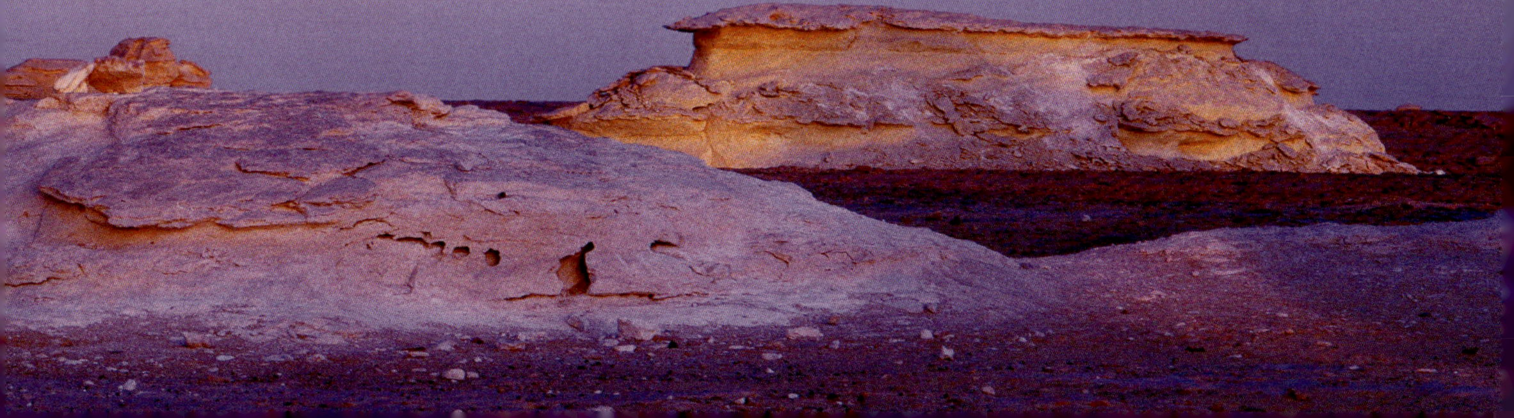

Tadasana

Palmenhaltung – Ausrichtung zur Erde

SO FÜHREN SIE DAS ASANA AUS

- Stellen Sie sich in die Mitte Ihrer Yogamatte und zu ihrer Längsseite gewandt. Wählen Sie möglichst eine schöne Blickrichtung – vielleicht zum Fenster oder zu einem kleinen Altar oder einer Kerze.
- Bringen Sie die großen Zehen in Kontakt und öffnen Sie Ihre Fersen ein wenig, sodass die Fußaußenkanten parallel zu den Mattenkanten stehen. Strecken Sie Ihre Arme seitlich nach unten, spreizen Sie Ihre Finger aktiv und richten Sie Ihre Handflächen leicht nach vorn aus.
- Schließen Sie eventuell die Augen. Spüren Sie die erdende Kraft des Bodens, die in Ihre Füße strahlt.
- Ziehen Sie das Schambein leicht nach innen und richten Sie so Ihr Becken auf. Entspannen Sie den Unterleib. Ziehen Sie Ihre Schulterblätter in den Rücken, sodass sich Ihr Brustbein aufrichtet.
- Spüren Sie zum Punkt zwischen den Augenbrauen (Stirnchakra) und rollen Sie die geschlossenen Augen entspannt nach innen oben. Wenn Sie mögen, können Sie hier einen Mond visualisieren.
- Atmen Sie gleichmäßig und weich vom Becken nach oben, über das Herz zum Stirnchakra und mit der Ausatmung wieder zurück. Dann atmen Sie vollständig aus.

WORAUF SIE IHR BEWUSSTSEIN LENKEN KÖNNEN

- Dieser Auftakt des Mondgrußes lädt Sie ein, Verbindung mit dem Mond aufzunehmen und die Resonanzen des Kräftedreiklangs Becken-Herz-Augenbrauenzentrum in sich zu spüren.
- Entspannen Sie Ihren Unterleib, sodass Raum entstehen kann und die Bereitschaft, sich zu öffnen.
- Lassen Sie Ihren Brustraum frei atmen und nehmen Sie besonders bei der Einatmung wahr, wie sich Ihr Herz weitet.
- Vielleicht möchten Sie die Einatmung für einen Moment anhalten, um die ganze pranische Kraft zu dem Punkt zwischen den Augenbrauen zu lenken und hier die Verbindung zu einer feinstofflichen, intuitiven Welt aufzunehmen.

Wann Sie diese Haltung variieren sollten

- *In der Schwangerschaft oder bei fragilem unteren Rücken wählen Sie bitte einen hüftbreiten Stand.*
- *In der Schwangerschaft oder bei Unregelmäßigkeiten in der Atemfunktion lassen Sie den Atem bitte gleichmäßig fließen, ohne diesen, wie es die Anleitung anregt, anzuhalten.*

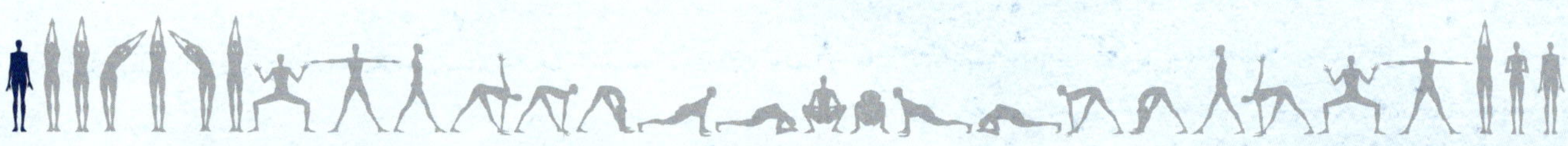

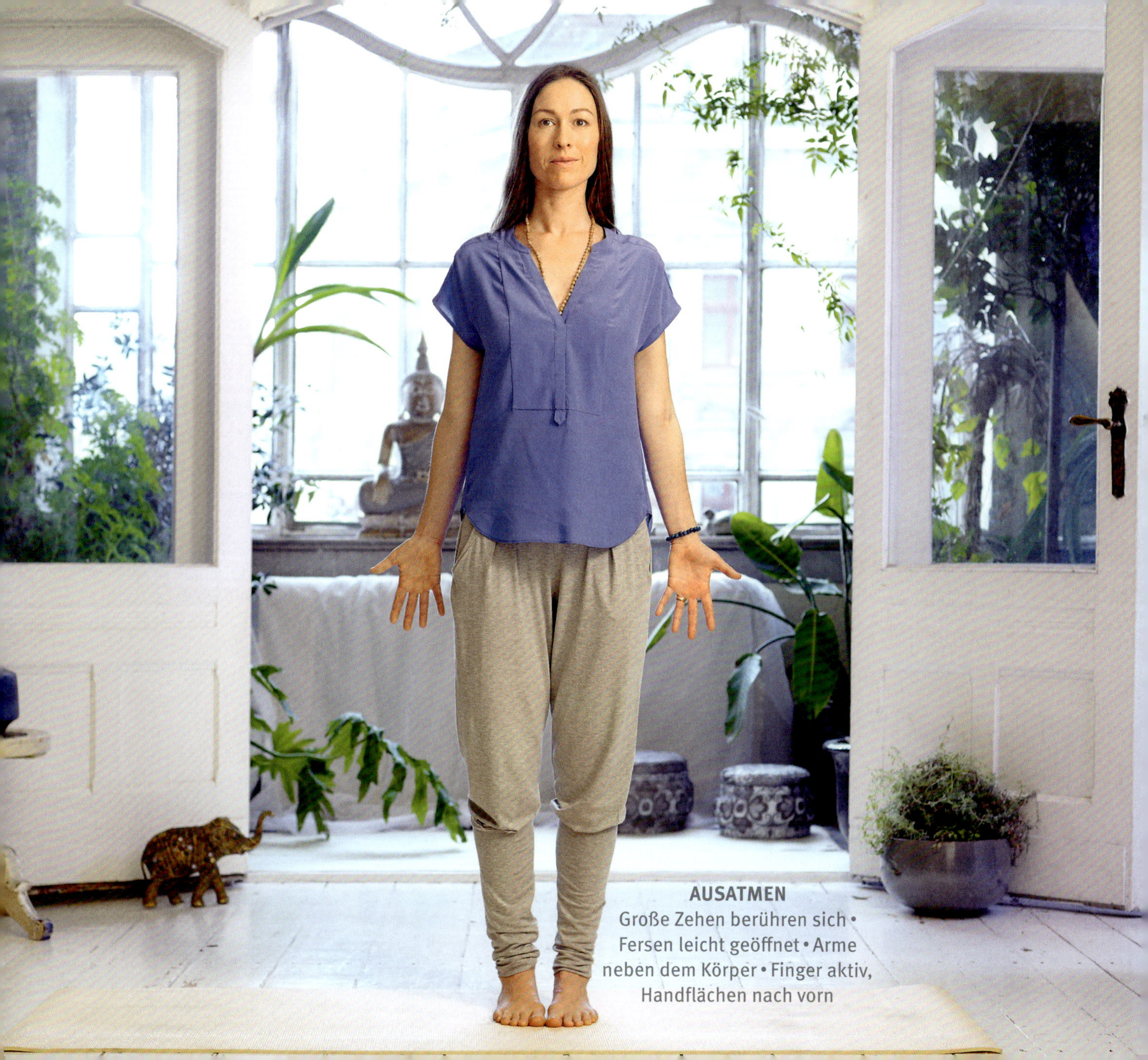

AUSATMEN
Große Zehen berühren sich • Fersen leicht geöffnet • Arme neben dem Körper • Finger aktiv, Handflächen nach vorn

Tadasana

Palmenhaltung – Ausrichtung zum Himmel

SO FÜHREN SIE DAS ASANA AUS

- Öffnen Sie die Augen und behalten Sie dabei den innen gesetzten Fokus bei, um so ganz in Ihrem Becken, Herzen und Augenbrauenzentrum zu ruhen.
- Führen Sie mit einer Einatmung die Arme gestreckt und energievoll über die Seiten nach oben, wobei die Handflächen nach oben zeigen.
- Lassen Sie Ihren Blick in die Höhe folgen und legen Sie den Kopf leicht in den Nacken, wenn sich Ihre Handflächen über dem Kopf sanft zusammenlegen.
- Alle Finger und die gesamte Handfläche sind im Kontakt mit ihrem Gegenstück. Die Spitze der Mittelfinger bildet den höchsten Punkt der Haltung.
- Achten Sie darauf, dass die Arme während der Bewegung gestreckt sind und auch gestreckt bleiben, sodass sich Ihre Oberarme in der Endhaltung dicht an den Ohren befinden. Schauen Sie weiter auf Ihre Hände.
- Auch wenn es in dieser Haltung um Streckung geht, achten Sie darauf, sich in die Dehnung hinein zu entspannen und in Schultern und Nacken möglichst weich zu bleiben. Der Körper erfährt auf diese Weise, dass Anspannung und Gelassenheit sich nicht ausschließen.

WORAUF SIE IHR BEWUSSTSEIN LENKEN KÖNNEN

- Spüren Sie in die Streckung Ihrer gesamten Körperlänge hinein: Von den Fußsohlen bis zu den Fingerspitzen spüren Sie nichts als Länge, Aufrichtung und Streckung.
- Verankern Sie den unteren Teil Ihres Körpers mit der Kraft der Erde und lassen Sie den oberen Teil nach oben zum Himmel streben.
- Nachdem Sie in der vorherigen Haltung Ihre innere Energie gesammelt haben, können Sie sich jetzt mit Energie von außen aufladen.
- Tauchen Sie mit den Armen durch die Luftschichten nach oben und spüren Sie eine belebende Kraft in den Handinnenflächen. Wenn Sie die linke und rechte Hand über dem Kopf verbinden, halten Sie diese Kraft gesammelt zwischen ihnen.
- Sie können sich in dieser Haltung vorstellen, dass Sie Ihren Blick nach oben zum Mond erheben.

Wann Sie diese Haltung variieren sollten

- *Falls Ihr Nacken oder Ihre Schultern in der Streckung schmerzen, weil sie verspannt sind, beugen Sie die Arme leicht an und üben Sie sehr achtsam.*

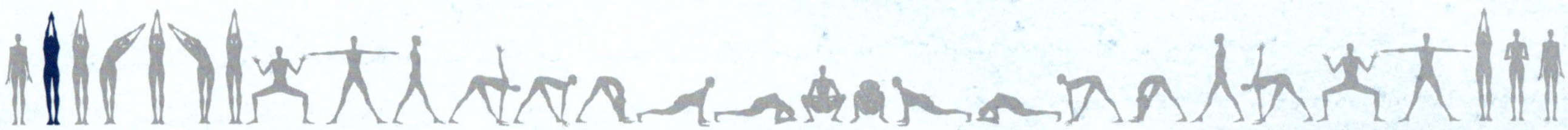

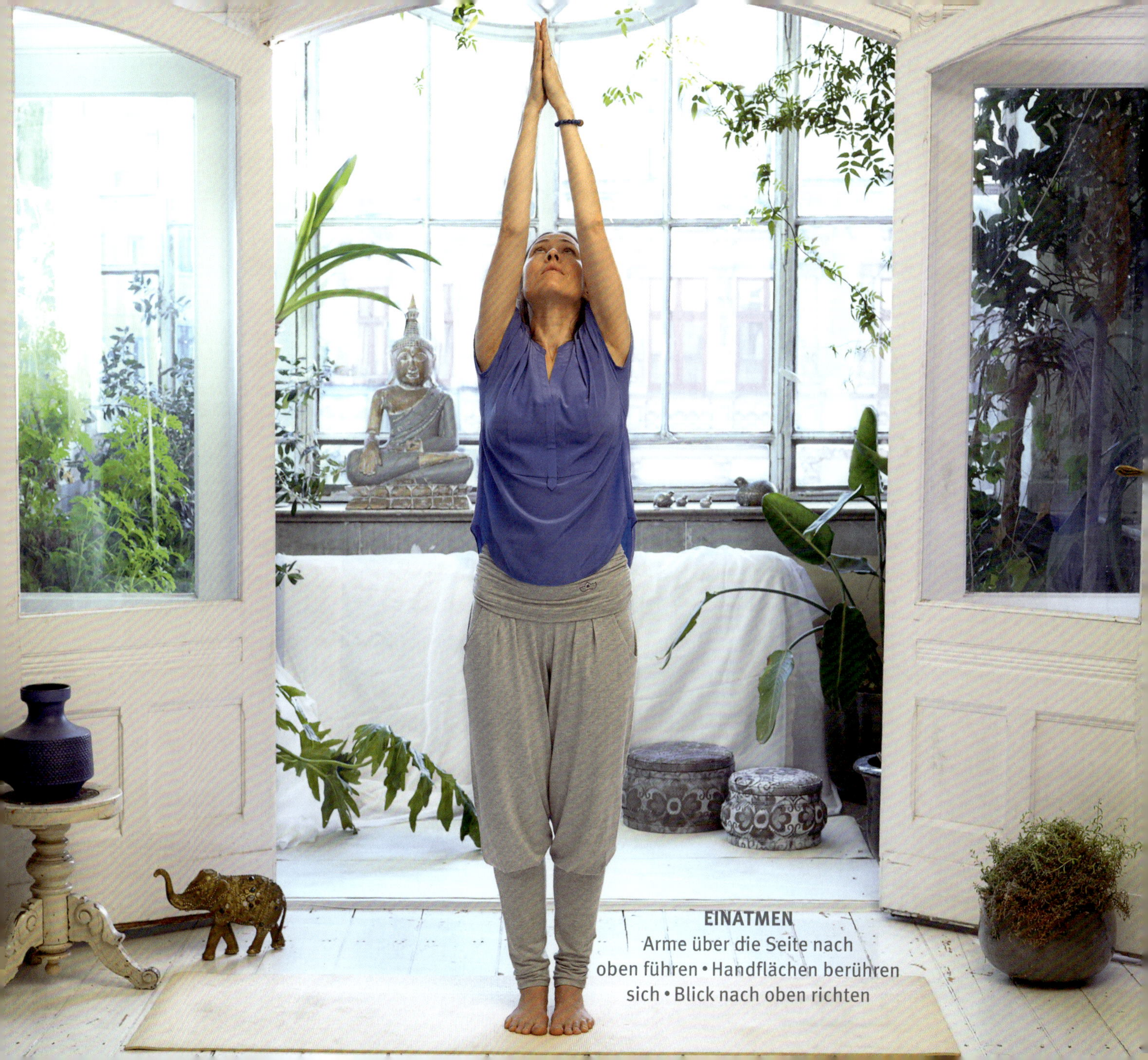

EINATMEN
Arme über die Seite nach oben führen • Handflächen berühren sich • Blick nach oben richten

Tadasana

Palmenhaltung – Ausrichtung zum Horizont

SO FÜHREN SIE DAS ASANA AUS

- Behalten Sie die Auf- und Ausrichtung nach oben bei, wenn Sie mit der nächsten Ausatmung den Kopf zentrieren und den Blick nach vorn richten.
- Spüren Sie, wie Ihre Fußsohlen gut geerdet am Boden aufliegen. Überprüfen Sie noch einmal, ob die Zehen entspannt sind und die gesamten Fußsohlen Kontakt mit dem Boden haben. Die Fersen sollten immer noch leicht geöffnet stehen, während sich die großen Zehen berühren.
- Die Schultern werden sich wie von selbst in Richtung Boden entspannen. Lassen Sie das zu, aber achten Sie darauf, dass Ihre Arme gestreckt bleiben und der energetischen Tendenz nach oben durch den Streckungsimpuls folgen.
- Schauen Sie mit klarem Blick nach vorn, seien Sie ganz präsent.

WORAUF SIE IHR BEWUSSTSEIN LENKEN KÖNNEN

- Nachdem Sie in der letzten Haltung zum Mond geschaut haben, spüren Sie nun, wie die Mondkraft in Sie hineinströmt und Sie auszufüllen beginnt.
- Nehmen Sie wahr, wie Sie sich zwischen Himmel und Erde aufspannen und wie Sie durch Ihren klaren Blick nach vorn das Gefühl von Mitte und Zentriertheit erleben, die jedes Streben nach unten oder oben hinter sich gelassen hat.
- Der Punkt zwischen den Augenbrauen ist Ihnen der gefühlte Fokus und der Richtungsweiser Ihrer inneren Stimme.
- Sie setzen in dieser Haltung den Impuls der inneren Aufrichtung aus der ersten Position (Seite 16) fort. Dadurch können Sie die energetische Qualität der Haltung immer bewusster spüren: erdiger Kontakt der Fußsohlen mit dem Boden, luftige Anbindung des Kronenpunktes zum Himmel, klarer Blick aus dem Inneren hinaus nach vorn in die Welt.

Wann Sie diese Haltung variieren sollten

- *Falls Ihnen die Arme schwer werden oder der Nacken und die Schultern nach Entspannung verlangen, beugen Sie die Arme auch in dieser Position leicht an, wobei Sie den Kontakt der Handflächen aufrechterhalten.*

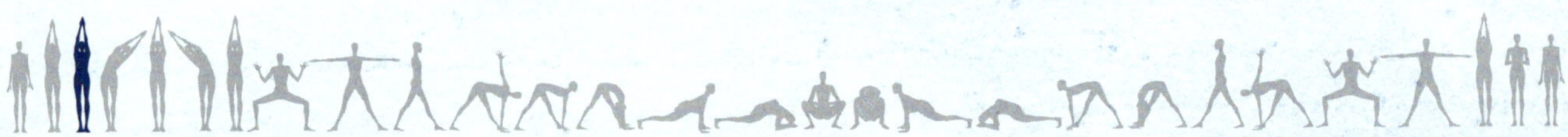

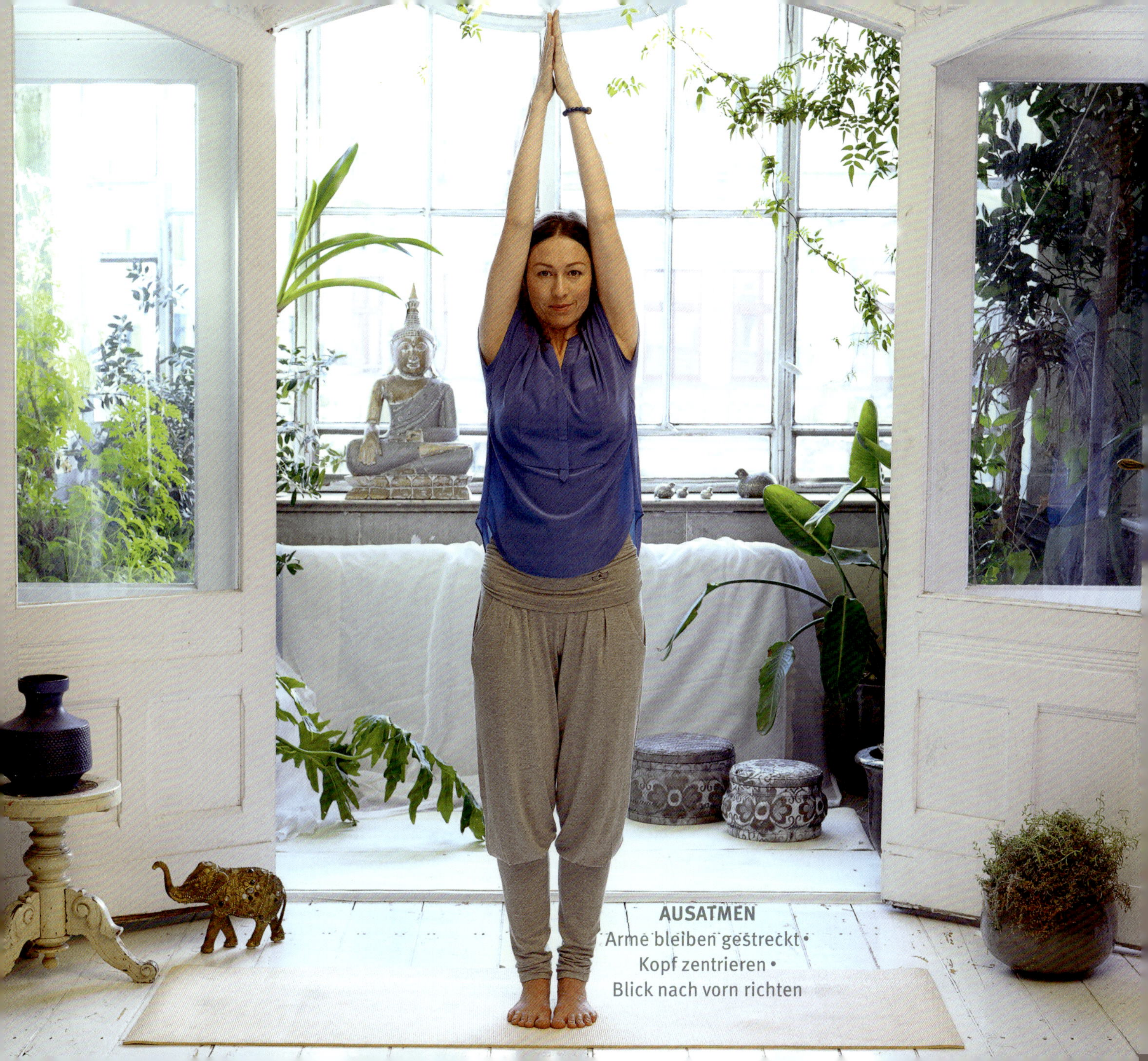

AUSATMEN
Arme bleiben gestreckt •
Kopf zentrieren •
Blick nach vorn richten

Tiryaka Tadasana

Wehende Palmenhaltung – Ausrichtung nach links

SO FÜHREN SIE DAS ASANA AUS

- Richten Sie Ihre Hüften ganz parallel nach vorn und möglichst auf einer Höhe aus.
- Mit der nächsten Einatmung beugen Sie sich aus der Taille heraus mit dem Oberkörper nach links. Die Arme bleiben ganz gestreckt und die Handflächen halten den Kontakt miteinander aufrecht.
- Achten Sie darauf, dass Ihr Oberkörper nicht nach vorn oder hinten abknickt, sondern parallel zu einer imaginären Wand hinter Ihnen bleibt.
- Je nach Neigungsgrad und Flexibilität in der seitlichen Körpermitte wird sich die Hüfte leicht zur entgegengesetzten Seite schieben. Empfinden Sie dies als eine Bereicherung in der Wirkungsweise, geben Sie diesem Impuls nach und biegen Sie sich ganz in die Form der Halbmondsichel.
- Beugen Sie sich so weit nach links, wie es Ihnen möglich ist, und richten Sie dann Ihren Blick nach rechts oben, wobei sich Ihr Kopf der Blickrichtung leicht anpassen darf.
- Es kann sinnvoll sein, den Kontakt zwischen Oberarmen und Ohren beizubehalten, um den Kopf wirklich über der Wirbelsäule zu lassen.

WORAUF SIE IHR BEWUSSTSEIN LENKEN KÖNNEN

- Während sich die linke Seite Ihres Oberkörpers komprimiert und so die inneren Organe massiert werden, erfährt die rechte Körperseite eine intensive Streckung, die sich von der rechten Fußaußenkante bis zum rechten Mittelfinger bogenförmig nach oben zieht.
- Ihr ganzer Körper nimmt die Form einer Halbmondsichel ein, während Sie zum Mond schauen, der sich rechts über Ihnen befindet.

Wann Sie diese Haltung variieren sollten

- *Bei Beschwerden in der Wirbelsäule ist es ratsam, sich nur so weit zur Seite zu beugen, dass Sie aus der Rücken- und Bauchkraft heraus gut wieder zur Mitte zurückkehren können.*
- *In der Schwangerschaft beugen Sie sich nur leicht zur Seite, eventuell reicht auch schon der Blick. Solange Sie tatsächlich mit Hüften und Oberkörper parallel bleiben, können Sie die Organmassage durch die Kompression und Dehnung der Oberkörperseiten auch als sehr angenehm empfinden.*

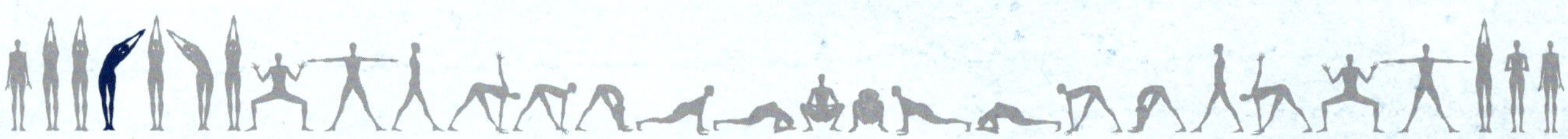

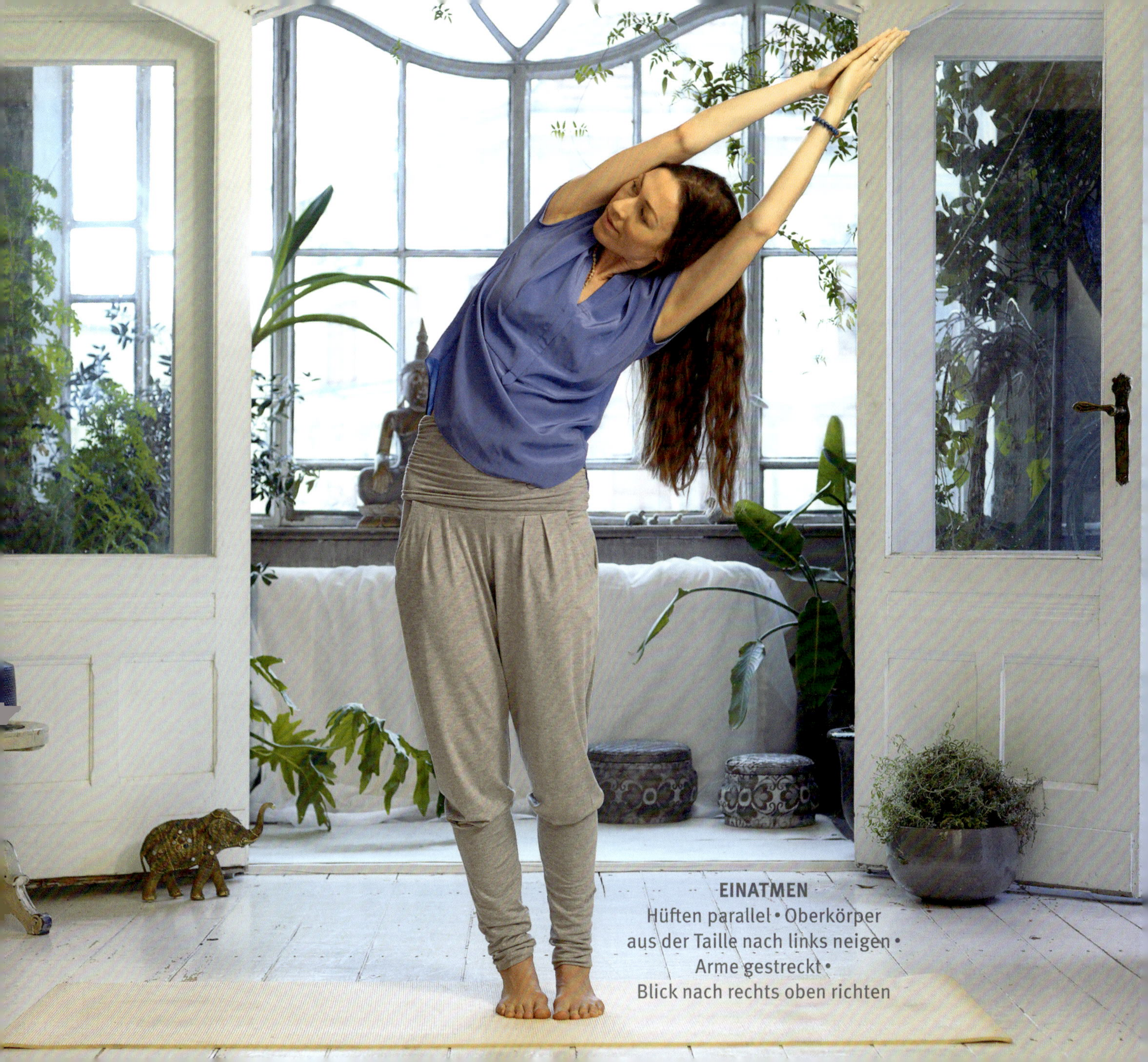

EINATMEN
Hüften parallel • Oberkörper
aus der Taille nach links neigen •
Arme gestreckt •
Blick nach rechts oben richten

Tadasana

Palmenhaltung – Ausrichtung zum Horizont

SO FÜHREN SIE DAS ASANA AUS

- Aktivieren Sie Ihr Schambein, indem Sie es leicht nach innen und oben ziehen und das Gesäß dabei ein wenig anspannen.
- Bleiben Sie in den Hüften ganz parallel und mit beiden Füßen gleichmäßig am Boden.
- Mit der nächsten Ausatmung bringen Sie Ihren Oberkörper aus der Kraft Ihrer Mitte wieder zurück zum Zentrum.
- Ihre Schultern befinden sich über den Hüften. Das Becken darf sich ein wenig entspannen, genauso wie Ihre Gesäßmuskulatur.
- Ihr Kopf befindet sich während des Pendelvorgangs immer in Verlängerung der Wirbelsäule. Zurück im aufrechten Stand, achten Sie darauf, dass Ihr Kinn parallel zum Boden und Ihr Nacken nicht überstreckt ist.
- Ihre Füße erden sich mit entspannten Zehen, während Ihr Kronenpunkt und Ihre Arme sich nach oben ausrichten und Sie wieder in die vertikale Streckung des gesamten Körpers hineinführen.
- Harmonisch im Einklang mit der Aufrichtungsbewegung des Oberkörpers gleitet auch Ihr Blick von rechts oben nach vorn zur Mitte.

WORAUF SIE IHR BEWUSSTSEIN LENKEN KÖNNEN

- Das Wechselspiel zwischen Mond-Sein und Zum-Mond-Schauen wird fortgeführt: Haben Sie eben zum Mond geschaut, so werden Sie jetzt zum leuchtenden Himmelskörper.
- Wie schon in der Palmenhaltung auf Seite 20 beschrieben, sammeln Sie sich hier wieder in Ihrem inneren Fokus, der sich zwischen den Augenbrauen, im Zentrum Ihrer Wahrnehmung, befindet.
- Spüren Sie bewusst, wie die Kompression und die Streckung nachlassen und sich Ihr Körper in seinen natürlichen Zustand hinein entspannt.
- Nehmen Sie hier schon das Bedürfnis wahr, sich zur anderen Seite zu neigen, damit auch die linke Seite in den Genuss der Dehnung kommt.

Wann Sie diese Haltung variieren sollten

- *Bei Nackenverspannungen, Schulterenge oder müden Armen nehmen Sie auch hier wieder die Möglichkeit wahr, die Arme zu beugen, sodass Sie sich in der Haltung wohlfühlen.*

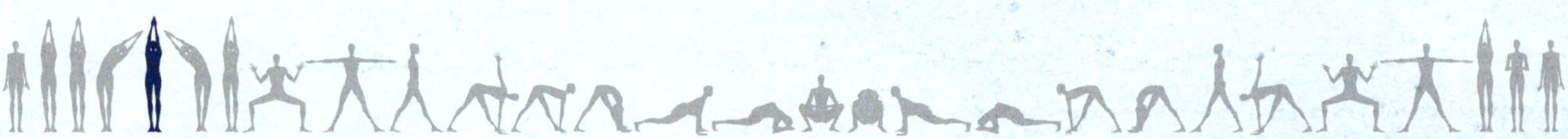

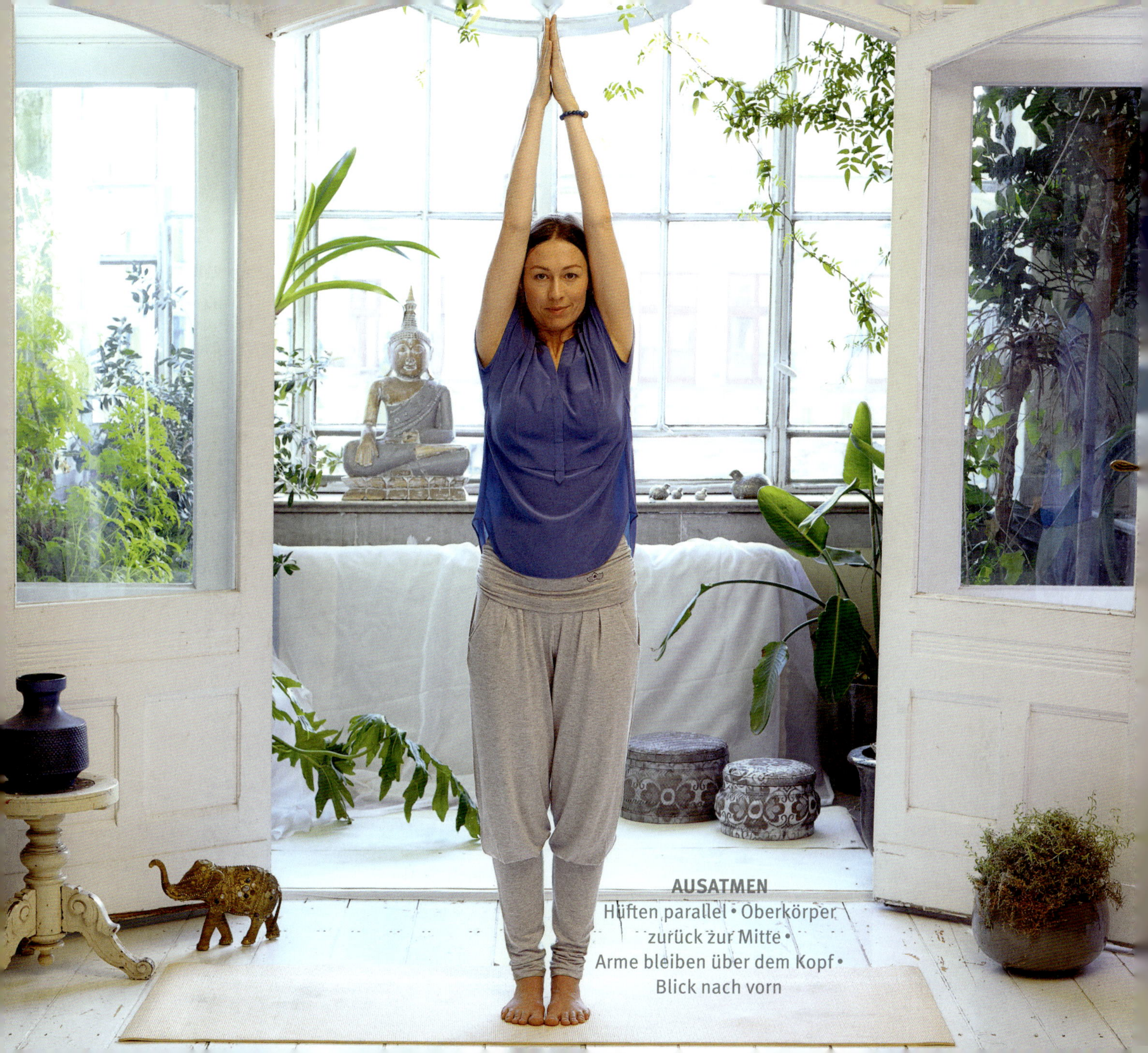

AUSATMEN

Hüften parallel • Oberkörper zurück zur Mitte • Arme bleiben über dem Kopf • Blick nach vorn

Tiryaka Tadasana

Wehende Palmenhaltung – Ausrichtung nach rechts

SO FÜHREN SIE DAS ASANA AUS

- Atmen Sie tief ein und beugen Sie sich von der Taille aus mit dem Oberkörper nach rechts.
- Richten Sie Ihren Blick nach links oben, wobei Sie den Kopf leicht der Blickrichtung folgen lassen können.
- Achten Sie wie bei der Neigung nach links (Seite 22) darauf, dass die Arme gestreckt bleiben und sich die Handflächen gleichmäßig berühren.
- Möchten Sie das Dehnungsgefühl der linken Körperseite erhöhen und die Kompression der rechten Körperseite verstärken, können Sie, wie bereits auf Seite 22 beschrieben, Ihre Hüfte nach links schieben, um die Biegung zu intensivieren. Achten Sie dabei darauf, dass die Hüften parallel ausgerichtet bleiben und sich auch der Oberkörper weiterhin in einer Ebene mit den Hüften befindet.
- Verankern Sie beide Fußsohlen im Boden, auch wenn die Tendenz besteht, das Gewicht nun mehr auf die rechte Seite zu verlagern. Geben Sie bewusst Kraft in Ihr linkes Bein und lassen Sie die linke Fußsohle komplett am Boden aufliegen.

WORAUF SIE IHR BEWUSSTSEIN LENKEN KÖNNEN

- Während Sie sich vorhin nach links gebeugt haben und so dem Impuls der weiblichen Seite gefolgt sind, bekommt die Haltung jetzt – mit dem Fokus auf der rechten Seite – eine andere Ausrichtung: Sie können statt der Hingabe (die der linken Seite entspricht) die Kraft der klaren Präsenz spüren.
- Finden Sie auch hier die berührende Verbindung von Stärke und Leichtigkeit. Sind Ihre Füße eindeutig im Boden verankert, Ihre Beine stark und die Körpermitte stabil, dann können Sie die Leichtigkeit wahrnehmen, mit der sich Ihr Oberkörper fast wie von selbst zur Seite neigt. Eine unentschiedene Kraft würde hier verhindern, die Leichtigkeit der Haltung zu spüren.
- In dieser Haltung wird auf wunderbare Weise erfahrbar, wie eng Gegensätze miteinander verbunden sind und wie sich die Qualität des einen nicht ohne die Qualität des anderen entfalten kann.

Wann Sie diese Haltung variieren sollten

- Variationen finden Sie bei den Hinweisen zu der Übung auf Seite 22.

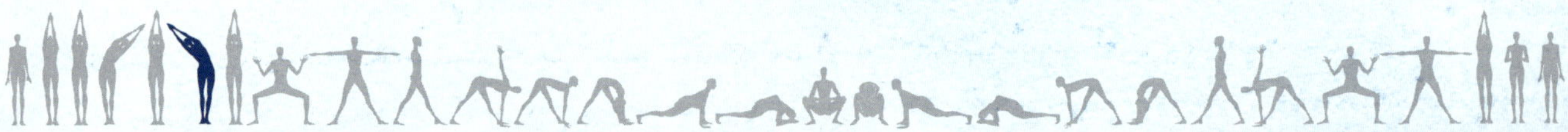

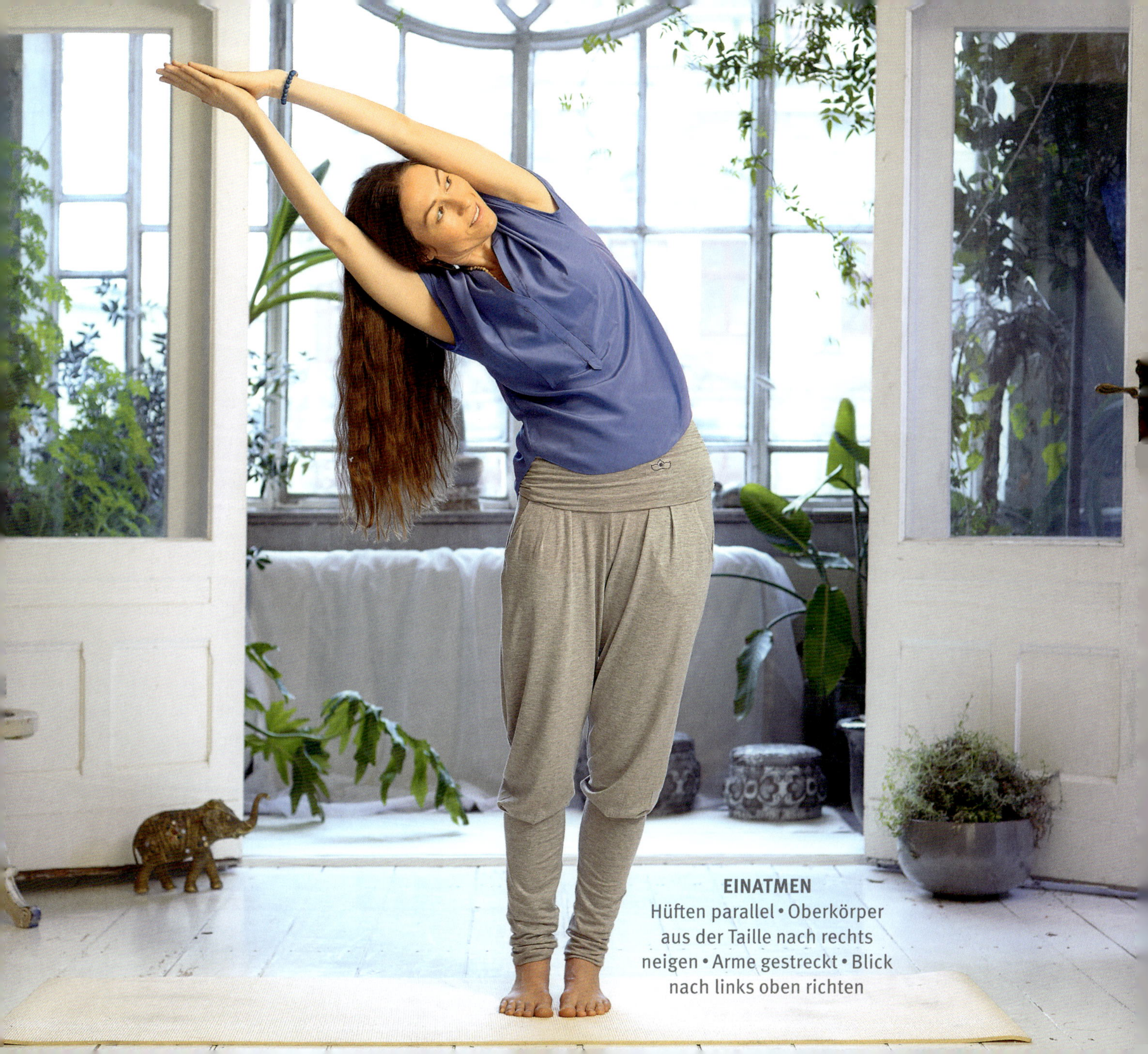

EINATMEN
Hüften parallel • Oberkörper aus der Taille nach rechts neigen • Arme gestreckt • Blick nach links oben richten

Tadasana

Palmenhaltung – Ausrichtung zum Horizont

SO FÜHREN SIE DAS ASANA AUS

- Mit der nächsten Ausatmung kehren Sie mit der inneren Kraft aus dem Unterleib und der Körpermitte zum Zentrum zurück.
- Richten Sie den Kopf wieder parallel zu den Schultern aus. Schauen Sie nach vorn und achten Sie darauf, dass sich Ihr Kinn parallel zum Boden und der Kopf in Verlängerung der Wirbelsäule befindet.
- Bringen Sie Ihren Körperschwerpunkt wieder ganz gezielt zur Mitte zurück, indem Sie Ihr Gewicht gleichmäßig auf beide Beine verteilen.
- Nehmen Sie sich die Zeit der Ausatmung, um sich in der letzten Position der Palmenhaltungsserie ganz im Boden zu verankern, ohne dabei an Aufrichtung im Oberkörper zu verlieren. Geben Sie Ihr Gewicht an den Boden ab und lassen Sie Ihr Becken und Ihren Unterleib ganz weich werden. Entspannen Sie sich in das Getragenwerden hinein, bei voller Präsenz und kraftvollem Blick nach vorn.

WORAUF SIE IHR BEWUSSTSEIN LENKEN KÖNNEN

- Nachdem Sie diese Haltung bereits zweimal ausgeführt haben (Seite 20 und 24), sind Sie jetzt angekommen: Das Begrüßungsspiel mit dem Mond hat seinen sinnlich vorsichtigen Auftakt beendet.
- Spüren Sie in die Kraft am Augenbrauenzentrum, in die entstandene Stille und in die wohlige Gestrecktheit Ihres Körpers hinein.
- Sie sind bereits hier zu Beginn des Grußes auf eine gewisse Art ganz bei sich angekommen, was sich anfühlen kann wie ein wohliges Seufzen.
- Weil wir so sehr daran gewöhnt sind, dass immer alles neu sein, anders sein muss und irgendwie Aufregung versprechen soll, kann es uns schwerfallen, Haltungen zu wiederholen, weil wir gewohnheitsmäßig auf der Suche sind nach dem nächsten Kick, der nächsten Information. Hier in der dritten Wiederholung von Tadasana können Sie üben, der Wiederholung Stille zu schenken und dann zu bemerken, wie neue, ruhige Aspekte auftauchen und sich ausbreiten, die nur beim zweiten oder dritten Hinschauen fühlbar werden. So sind Sie ganz innig verbunden mit dem Zauber des Neuen, der aus dem Vertrauten erwächst.

Wann Sie diese Haltung variieren sollten

- *Variationen finden Sie bei den Hinweisen zu den Übungen auf Seite 20 und 24.*

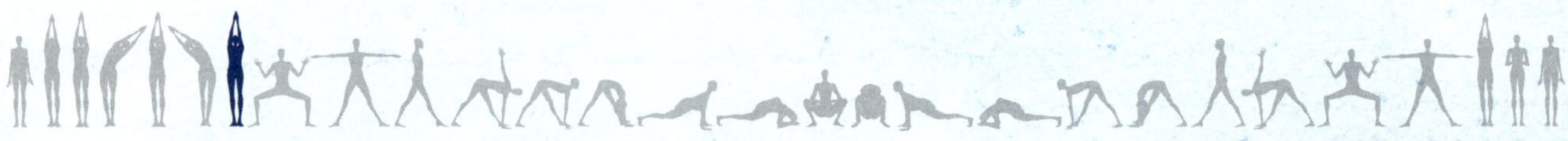

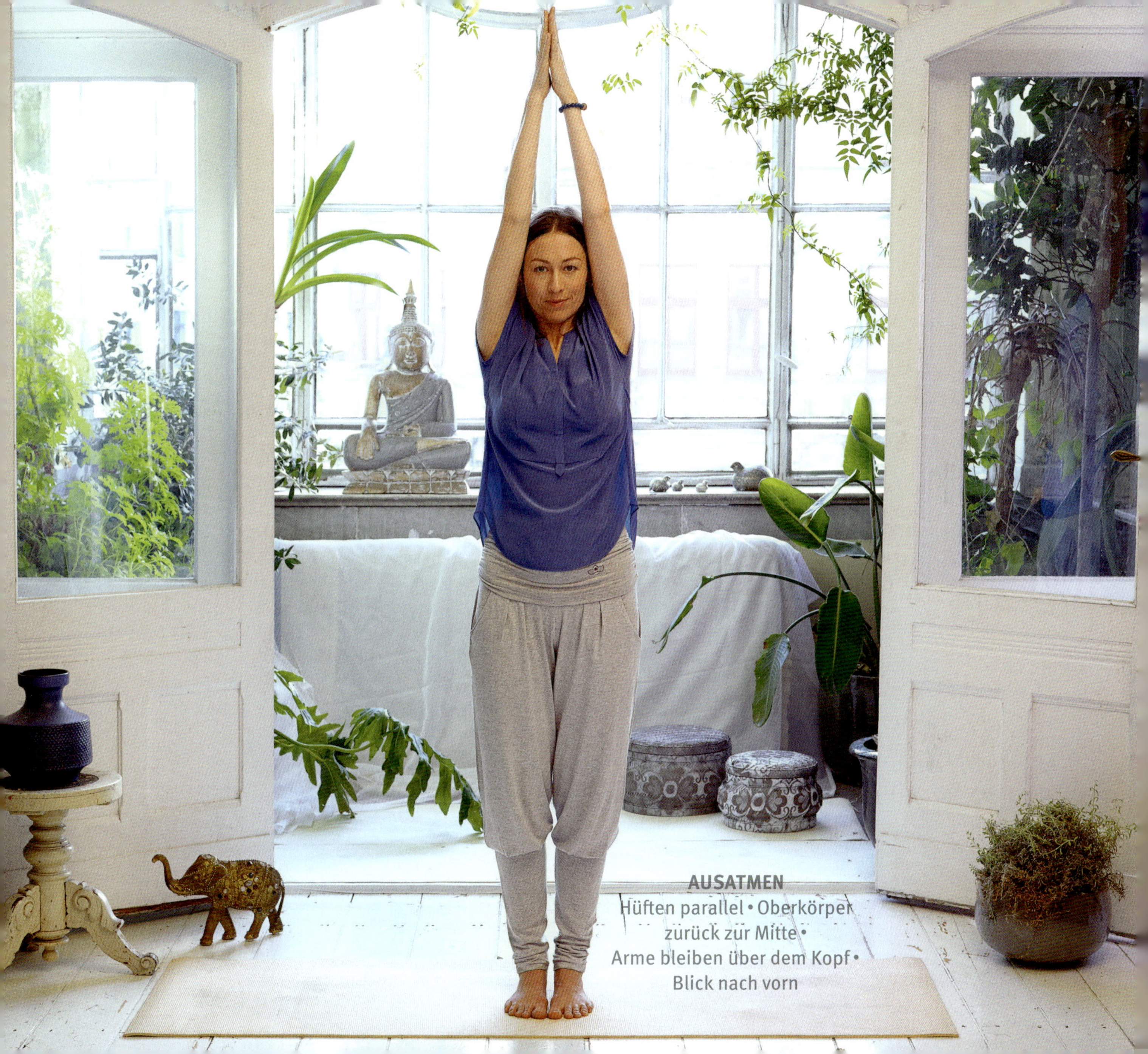

AUSATMEN

Hüften parallel • Oberkörper zurück zur Mitte • Arme bleiben über dem Kopf • Blick nach vorn

Ardha Chandrasana

Halbmondhaltung

SO FÜHREN SIE DAS ASANA AUS

- Während Sie einatmen, lösen Sie die Handflächen und lassen die Ellenbogen etwa auf Brusthöhe nach unten sinken. Halten Sie die Unterarme etwa im rechten Winkel zum Oberarm. Lassen Sie Ihre Handflächen nach vorn zeigen und spreizen Sie Ihre Finger ganz aktiv.
- Gleichzeitig zur Arm- und Handbewegung gehen Sie in eine Grätsche, indem Sie das rechte Bein nach rechts und das linke Bein nach links setzen – Ihr Zentrum bleibt also in der Mitte der Matte. Drehen Sie Ihre Fußspitzen leicht nach außen.
- Beugen Sie Ihre Knie an und achten Sie darauf, dass sie sich in einer Flucht mit den Zehen befinden.
- Lassen Sie Ihr Becken tief nach unten sinken, ohne dabei die Aufrichtung am Schambein zu verlieren. Achten Sie auch darauf, dass Ihr Oberkörper aufgerichtet bleibt, während Sie weiter mit dem Becken in die halbe Hocke sinken.
- Während der gesamten Einatmung hebt sich das Brustbein sanft nach oben und öffnet das Herz nach vorn. Ihre Aufrichtung wird gleichzeitig zu einer Öffnung.

WORAUF SIE IHR BEWUSSTSEIN LENKEN KÖNNEN

- Mit dieser Haltung erobern Sie zum ersten Mal im Mondgruß den Raum, indem Sie die Zeit Zeit sein lassen und sich ganz ausbreiten.
- Nehmen Sie wahr, wie Sie sich mit Ihrem Körper im Raum aufspannen, die lineare Dimension des Männlichen verlassen und in die Weiten weiblicher Tiefe und Unbegrenztheit eintauchen.
- Es gibt die Variante, in dieser Haltung die Zunge herauszustrecken, was an Kali, die weibliche Göttin der Transformation, erinnert. Sie treten also mit dieser Position in die weiblichen Tiefen kreativer Kraft ein, die auch einen zerstörerischen Aspekt hat, denn alles Neue erfordert den Abschied vom Alten. Dieses Loslassen setzt Bestimmtheit voraus.

Wann Sie diese Haltung variieren sollten

- *In der Schwangerschaft empfiehlt es sich, die Hocke höher auszuführen und dabei ganz bewusst den Beckenboden zu fühlen.*
- *Bei Gelenkfragilität oder Verletzungen in Knien und Füßen wählen Sie bitte nur eine leichte Hocke, die den Schwerpunkt nicht nach unten verlagert.*

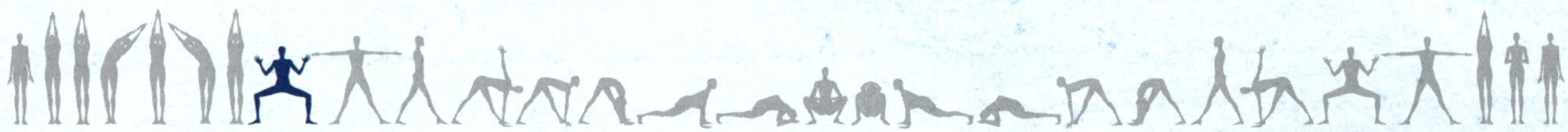

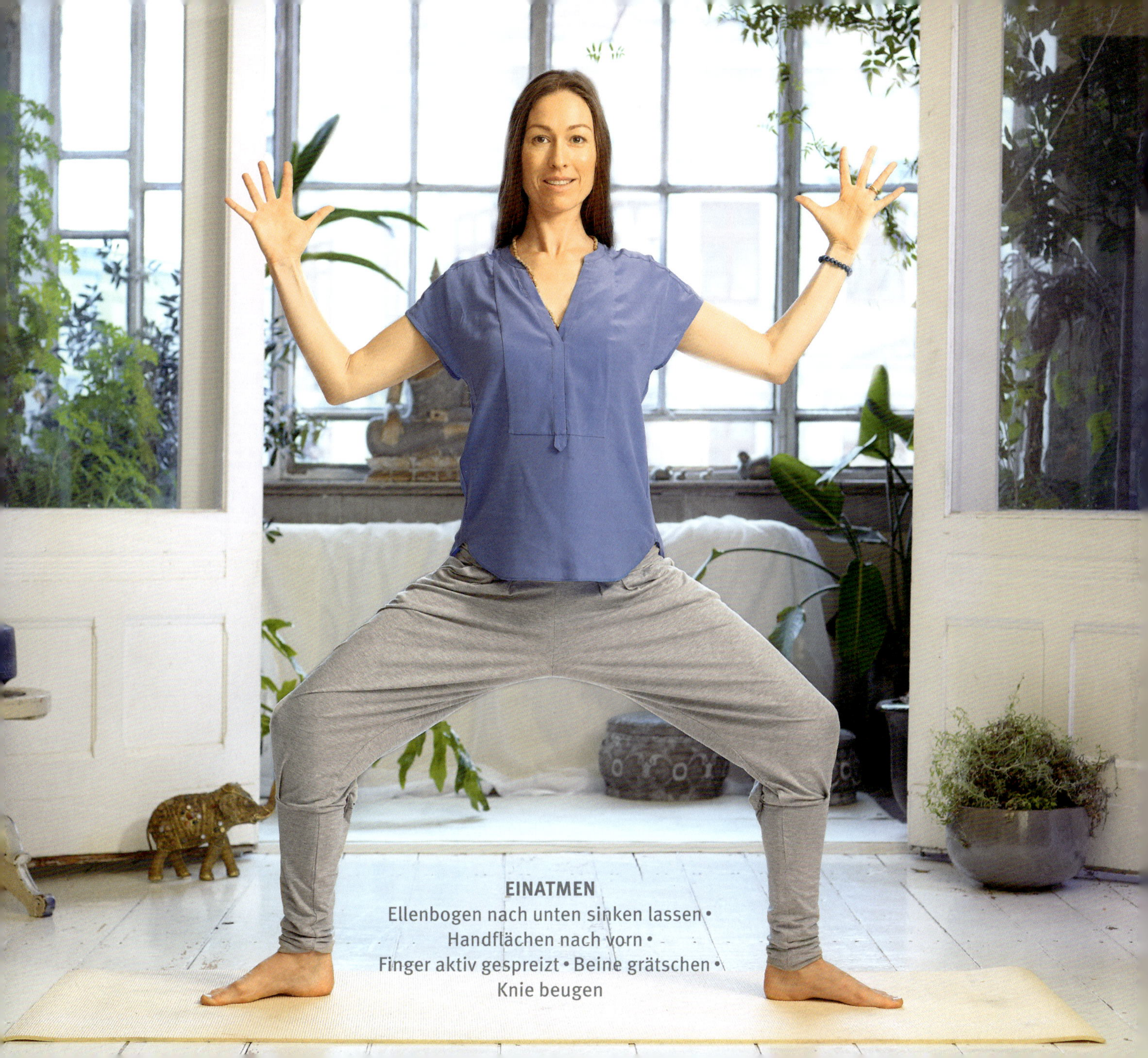

EINATMEN

Ellenbogen nach unten sinken lassen • Handflächen nach vorn • Finger aktiv gespreizt • Beine grätschen • Knie beugen

Chandrasana

Mondhaltung

SO FÜHREN SIE DAS ASANA AUS

- Die einsetzende Ausatmung ist der Impuls für Sie, Ihre Beine und Arme zu strecken.
- Ihre Arme breiten Sie auf Schulterhöhe zu den Seiten aus, wobei die Handflächen nach oben zeigen. Drehen Sie die Daumen nach hinten und unten, wodurch sich Ihre Schulterblätter aufeinander zubewegen und der Brustraum auch in der Ausatmung geöffnet bleibt.
- Ihre Beine sind aktiv gestreckt und die Kniescheibe ziehen Sie nach oben, sodass Sie mit beiden Beinen ganz stabil stehen.
- Spüren Sie die Fußsohlen in ihrer Gesamtheit auf dem Boden aufliegen.
- Ihr Kopf ist in Verlängerung der Wirbelsäule und das Kinn parallel zum Boden. Ihren Blick richten Sie weiterhin nach vorn.
- Bringen Sie Ihren gesamten Körper auf diese Weise in eine Grundspannung, die sich von Ihrem inneren Schwerpunkt aus nach allen Seiten gleichmäßig ausbreitet.

WORAUF SIE IHR BEWUSSTSEIN LENKEN KÖNNEN

- Spüren Sie in die energetische Linie hinein, die vom linken Mittelfinger bis zum rechten Mittelfinger als äußerste Punkte Ihrer Querachse reicht.
- Zeichnen Sie in Gedanken einen Kreis um sich, so wie es Leonardo da Vinci in seiner berühmten Zeichnung zum Goldenen Schnitt gemacht hat.
- In dieser vollständigen Mondhaltung, der Schlüsselhaltung im nivata-Mondgruß, werden Sie zu einem kreisrunden Vollmond.
- Der Kreis ist ein visueller Impuls, das eigene Rundsein zu spüren, den Fokus von den eigenen Ecken und Kanten zu lösen und sich ganz auf das harmonisch Runde seiner selbst einzulassen. Ohne Ziel und Zeit. Ganz im Raum, im Sein.

Wann Sie diese Haltung variieren sollten

- *Falls Sie die leichte Überstreckung in den Knien als unangenehm empfinden, lassen Sie die Kniescheiben sinken und entspannen die Beinmuskulatur.*
- *Wenn sich Ihr Nackenbereich durch die ausgestreckten Arme verspannt, lassen Sie die Schultern sinken und beugen die Arme unmerklich an.*

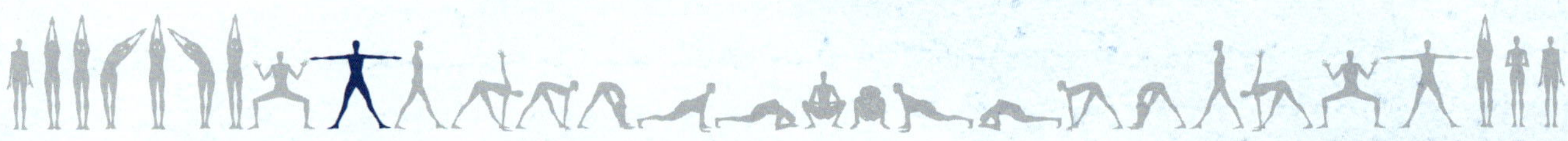

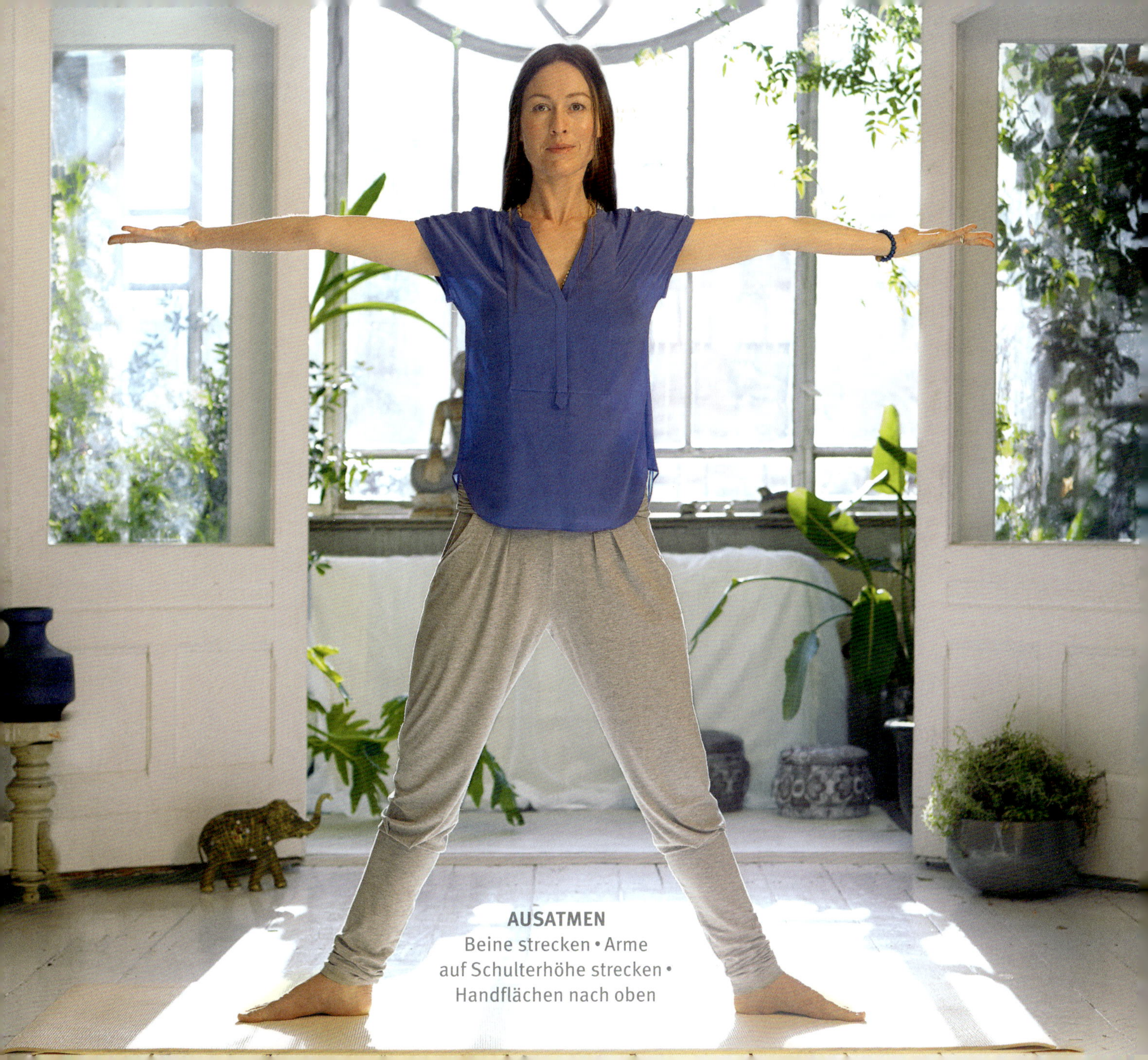

AUSATMEN
Beine strecken • Arme auf Schulterhöhe strecken • Handflächen nach oben

Parivritta Trikonasana

Gedrehte Dreieckshaltung – Vorstufe

SO FÜHREN SIE DAS ASANA AUS

- Drehen Sie mit der nächsten Einatmung den Oberkörper zusammen mit den seitlich ausgestreckten Armen nach links. Wenden Sie Ihre Handflächen nach unten.
- Ihre rechte Hüfte ziehen Sie mit der Bewegung mit, sodass beide Hüften parallel zur linken, kurzen Mattenseite zeigen.
- Drehen Sie zugleich Ihren rechten Fuß ein, sodass die Zehen ebenfalls in Richtung linkes Mattenende weisen.
- Den linken Fuß drehen Sie ein Stück weiter nach links, bis die Fußaußenkante parallel zur langen Mattenseite steht.
- Ihren Kopf und Ihren Blick richten Sie ebenfalls zur linken, kurzen Mattenseite. Der Kronenpunkt strebt nach oben zur Decke, als würden Sie dort an einem Faden hochgezogen. Ihr Kinn bleibt nach wie vor parallel zum Boden.
- Achten Sie darauf, dass Ihr Oberkörper über Ihrem Beckenschwerpunkt bleibt und sich nicht nach vorn oder hinten neigt.
- Die Arme bleiben gestreckt, die Beine aktiv.

WORAUF SIE IHR BEWUSSTSEIN LENKEN KÖNNEN

- Mit dieser Drehung gehen Sie einen weiteren Schritt in die Eroberung des Raums hinein, indem Sie sich ihn in alle vier Richtungen erschließen.
- Bleiben Sie aufmerksam im Becken, offen im Herzen und klar im Blick.

Wann Sie diese Haltung variieren sollten

- *Die Haltung erfordert Balance, da Sie sich in einer relativ weiten Schrittstellung befinden, Ihre Füße aber fast auf einer Linie stehen. Um diese Herausforderung zu verringern, können Sie den Stand verbreitern, indem Sie den rechten, hinteren Fuß aus der Achse mit dem linken Fuß lösen und weiter nach rechts platzieren.*
- *Empfinden Sie den Stand als sehr instabil, dann drehen Sie den rechten, hinteren Fuß wieder ein wenig aus. Dabei ist es wichtig, dass Sie in den Hüften aufmachen und Ihre rechte Hüfte an die Fußstellung anpassen, um das rechte Knie nicht zu verdrehen – auch wenn Sie dann nicht mehr ganz parallel zur Mattenkante stehen.*

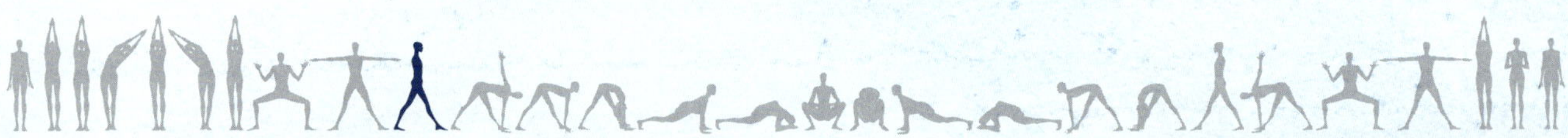

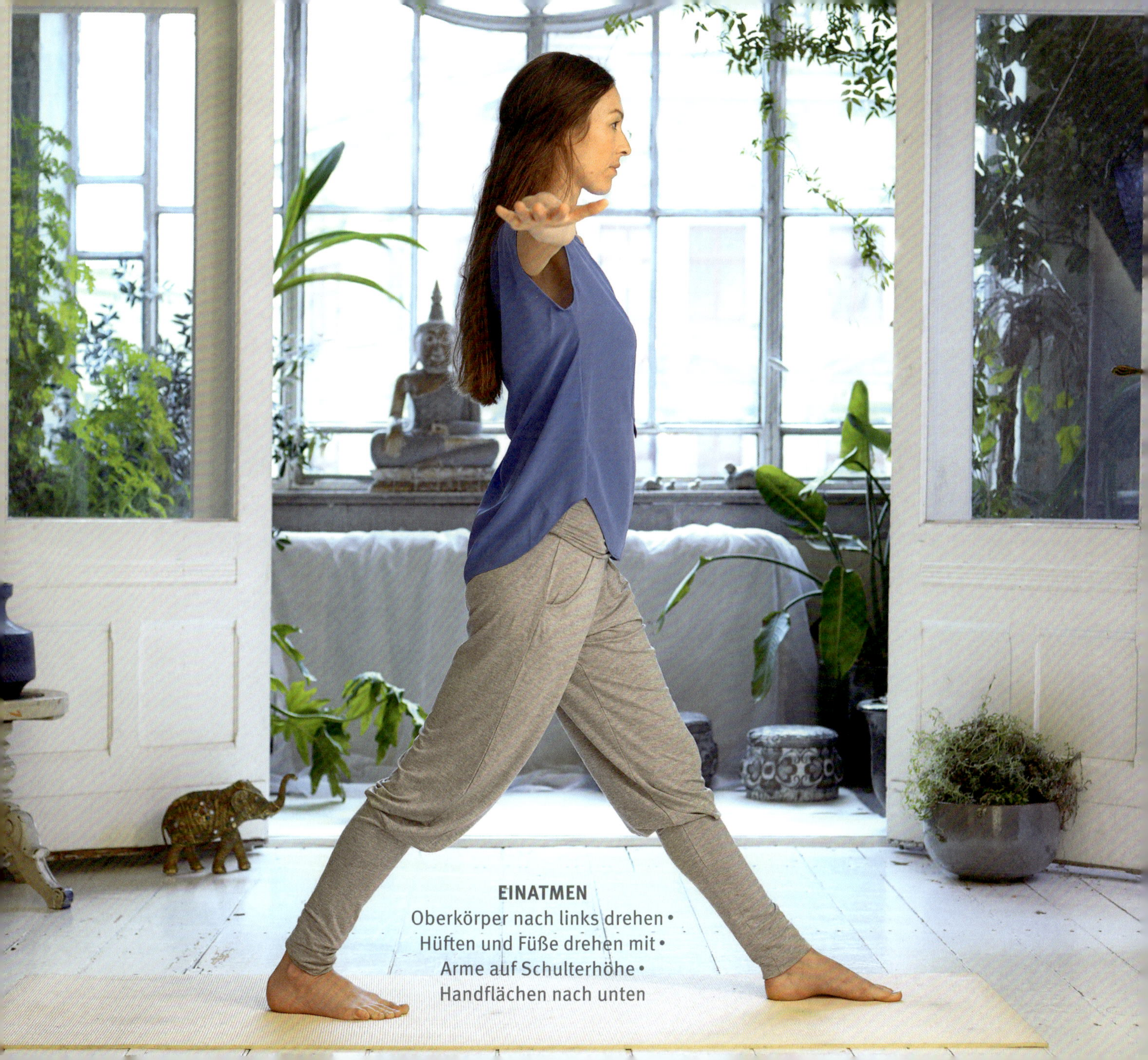

EINATMEN
Oberkörper nach links drehen •
Hüften und Füße drehen mit •
Arme auf Schulterhöhe •
Handflächen nach unten

Parivritta Trikonasana

Gedrehte Dreieckshaltung

SO FÜHREN SIE DAS ASANA AUS

- Lassen Sie Ihre Arme gestreckt und beginnen Sie auszuatmen. Beugen Sie sich dabei von der Hüfte aus vor, bis Ihr Oberkörper parallel zum Boden ist und der Kopf in Verlängerung der Wirbelsäule.
- Kippen Sie dann, ohne die Position der Hüften zu verändern, den Oberkörper mit den gestreckten Armen nach links oben.
- Setzen Sie die rechte Hand neben oder vor den linken, vorderen Fuß mit den Fingerspitzen auf dem Boden auf.
- Strecken Sie den linken Arm mit aktiv gespreizten Fingern gerade nach oben.
- Folgen Sie der oberen Hand mit Ihrem Blick.
- Ziehen Sie die Schulterblätter an den Rücken, sodass der Brustraum den Impuls bekommt, offen zu bleiben.
- Achten Sie darauf, dass sich Ihr oberer Arm und Ihr unterer Arm in einer Linie befinden, versetzen Sie gegebenenfalls die untere Hand noch mal.

WORAUF SIE IHR BEWUSSTSEIN LENKEN KÖNNEN

- Sie tauchen immer weiter in den Raum ein und drehen sich um die eigene Achse, sodass sich das Gefühl des weiblichen Rundumblicks verstärkt.
- Gehen Sie kraftvoll, aber auch ganz durchlässig in diese Haltung hinein und finden Sie die Grazie, die in der Verbindung von äußerer Geometrie und innerer Weichheit entsteht.

Wann Sie diese Haltung variieren sollten

- *Empfinden Sie die Nackendrehung als unangenehm, dann schauen Sie statt nach oben zur Seite oder nach unten.*
- *Ist es für Sie schwierig, die untere Hand auf den Boden zu setzen, dann können Sie die Hand auch ans Schienbein oder höher ans vordere Bein legen.*
- ***Stufe 2:** Beugen Sie das vordere Knie so weit, dass Sie ganz bequem die Fingerspitzen neben den vorderen Fuß aufsetzen können.*
- ***Stufe 1:** Bleiben Sie aufgerichtet und drehen Sie nur den Oberkörper nach links, bis die Arme parallel zur langen Mattenseite sind und der Blick zur hinteren Hand geht. Ihre Daumen zeigen nach oben.*

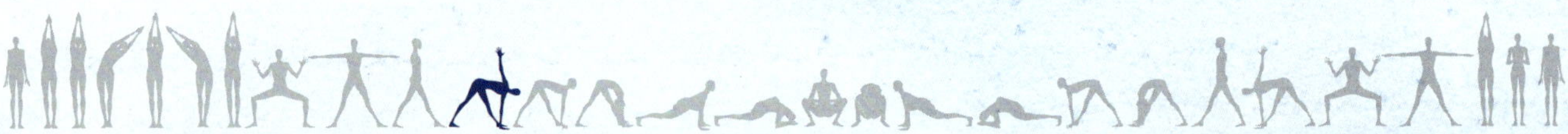

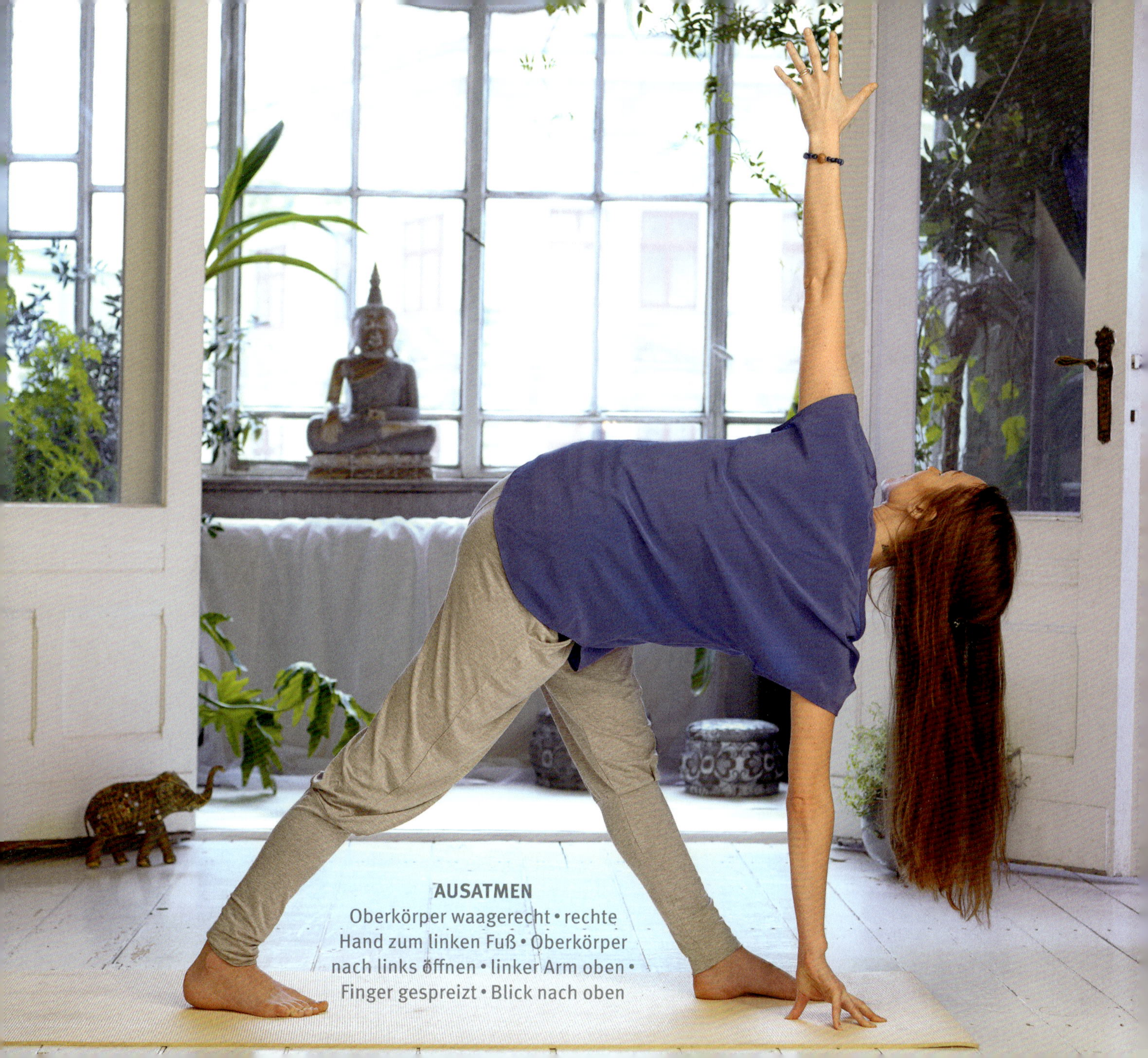

AUSATMEN

Oberkörper waagerecht • rechte Hand zum linken Fuß • Oberkörper nach links öffnen • linker Arm oben • Finger gespreizt • Blick nach oben

Parshvottanasana

Haltung der gestreckten Flanken – Vorstufe

SO FÜHREN SIE DAS ASANA AUS

- Mit der nächsten Einatmung lassen Sie den oberen Arm nach unten sinken.
- Stellen Sie die Fingerkuppen der linken Hand links neben den vorderen Fuß auf. Beide Hände befinden sich dabei auf gleicher Höhe und rahmen den vorderen Fuß ein.
- Richten Sie Ihre Hüften wieder parallel zum Boden und nach vorn aus. Dazu ziehen Sie die linke Hüfte leicht nach hinten und die rechte Hüfte leicht nach vorn und oben.
- Bewegen Sie innerlich das Brustbein nach vorn und oben, sodass der mittlere Rücken gerade werden kann.
- Den Kopf halten Sie entweder in Verlängerung der Wirbelsäule oder heben ihn leicht an, während Sie Ihren Blick nach unten beziehungsweise leicht nach vorn richten.
- Achten Sie darauf, dass die hintere Ferse am Boden bleibt oder zum Boden strebt. Dazu lassen Sie das hintere Bein die ganze Zeit aktiv gestreckt.

WORAUF SIE IHR BEWUSSTSEIN LENKEN KÖNNEN

- Spüren Sie in die Stabilität Ihrer Beine, Ihres Beckens und Unterleibs hinein. Diese Zentren der Stabilität werden hier angesprochen.
- Gleichzeitig öffnen Sie Ihr Herz und lassen weiche Weite entstehen, die besonders auf Ihrem stabilen Fundament ihre volle Kraft entfalten kann, auch wenn es sich aufgrund der Komplexität der Haltung anstrengend anfühlen kann.
- Bleiben Sie hier ganz in Ihrer instinktiven Kraft, die aus dem Unterleib erwächst. Gehen Sie aus dieser Gewissheit in die Weite hinein, die sich durch das geöffnete Herz auftut.

Wann Sie diese Haltung variieren sollten

- ***Stufe 2:*** *Beugen Sie das vordere Knie so weit, dass Sie Ihre Fingerkuppen bequem auf dem Boden aufsetzen und Ihren Rücken gut strecken können.*
- ***Stufe 1:*** *Bleiben Sie im Oberkörper aufrecht. Bringen Sie die Hüften parallel nach vorn und legen Sie beide Hände auf den vorderen Oberschenkel. Ziehen Sie die Schulterblätter in den Rücken, sodass sich der Brustraum und damit Ihr Herz weit öffnet.*

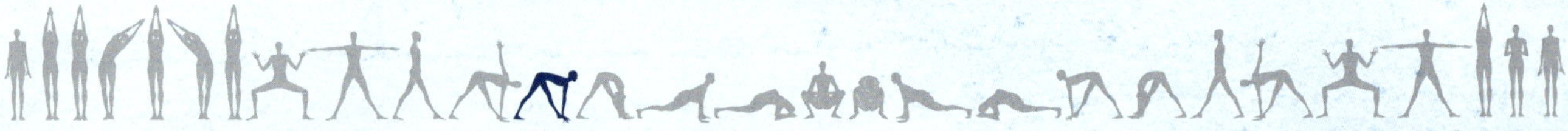

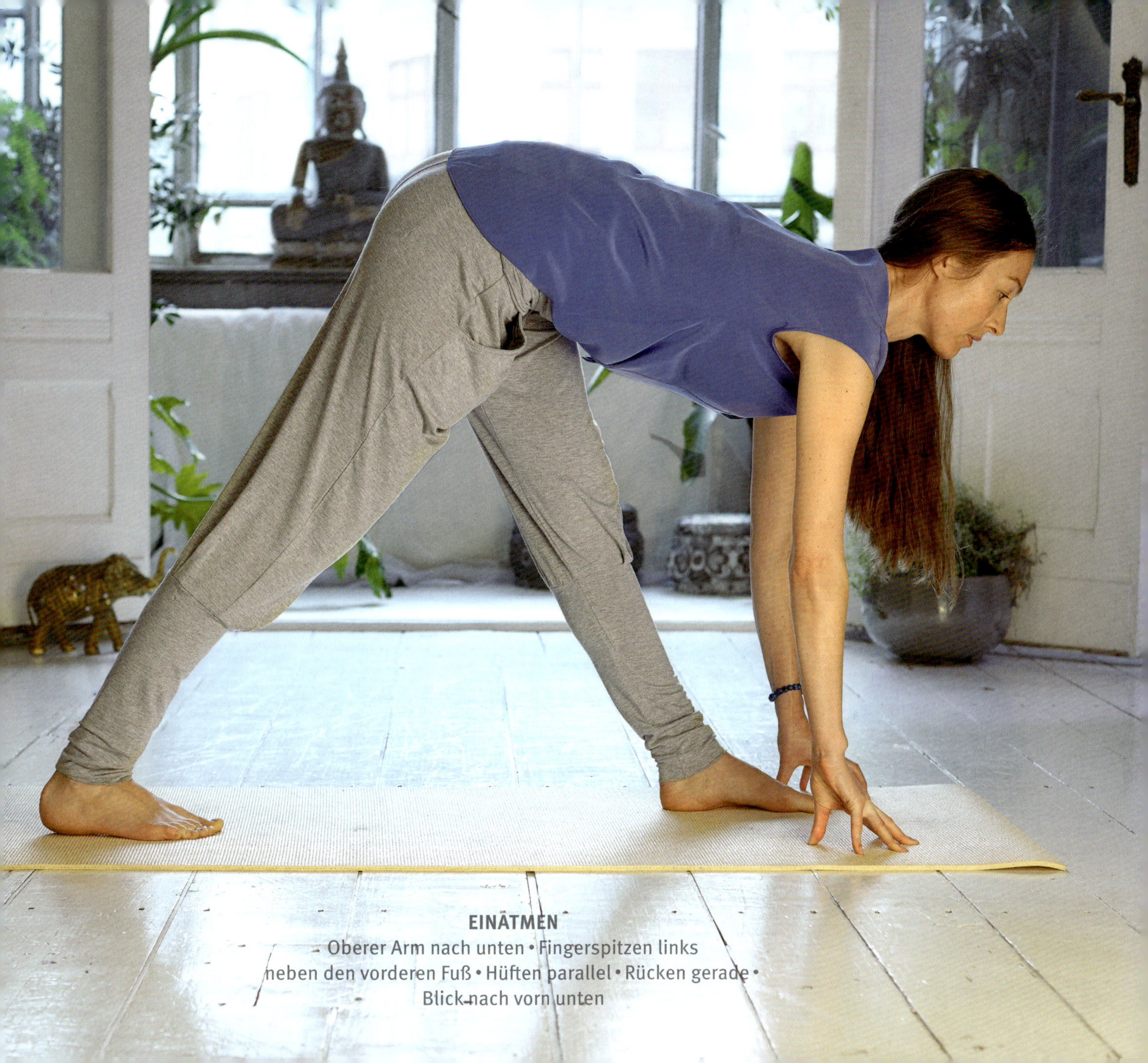

EINATMEN

Oberer Arm nach unten • Fingerspitzen links neben den vorderen Fuß • Hüften parallel • Rücken gerade • Blick nach vorn unten

Parshvottanasana

Haltung der gestreckten Flanken

SO FÜHREN SIE DAS ASANA AUS

- Mit der Ausatmung geben Sie alle Spannung im Oberkörper ab und lassen diesen ganz frei nach unten sinken.
- Das vorher gehobene Knie schmiegt sich jetzt an das Brustbein, wodurch sich Ihre Halswirbelsäule angenehm streckt.
- Entspannen Sie die Schultern und genießen Sie es, im Rücken ganz rund werden zu dürfen, wobei Ihre Flanken sich entspannt dehnen können.
- Lassen Sie den Atem besonders an den Stellen entweichen, die den Oberkörper halten wollen, um so vielleicht ein weiteres Stück loslassen und die Stirn zum Knie bringen zu können.
- Setzen Sie, wenn es Ihnen möglich ist, die Handflächen auf dem Boden auf, um noch mehr Stabilität für das Loslassen herzustellen. Ansonsten verlagern Sie einfach ein bisschen mehr Gewicht auf die Fingerspitzen.

WORAUF SIE IHR BEWUSSTSEIN LENKEN KÖNNEN

- Das Bewusstsein richtet sich in dieser Haltung auf den Punkt zwischen den Augenbrauen und damit auf die tiefe Verbundenheit mit der eigenen und/ oder der universellen Intuition.
- Lassen Sie den Oberkörper wie einen Wasserfall nach unten fließen. Während Sie unterhalb der Hüften stark und standfest bleiben, lassen Sie den Oberkörper ganz aus Ihrer Kontrolle gleiten und gehen in die dem Mond eigene Hingabe hinein.

Wann Sie diese Haltung variieren sollten

- *Ist Ihnen die Dehnung in den Beinen zu stark oder ist Ihr Rücken blockiert, legen Sie die Hände ans Fußgelenk oder aufs Schienbein.*
- ***Stufe 2:** Das vordere Knie bleibt gebeugt. Die Fingerspitzen können aufgestellt bleiben oder Sie legen die Handflächen auf dem Boden auf.*
- ***Stufe 1:** Die Hände bleiben auf dem Oberschenkel. Entweder Sie entscheiden sich dafür, bei aufgerichtetem Oberkörper das Kinn zum Brustbein sinken zu lassen, oder Sie lassen den Oberkörper weit nach vorn zum vorderen gestreckten Bein sinken.*

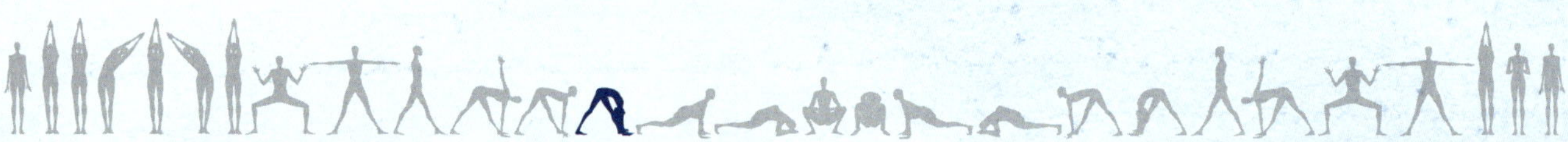

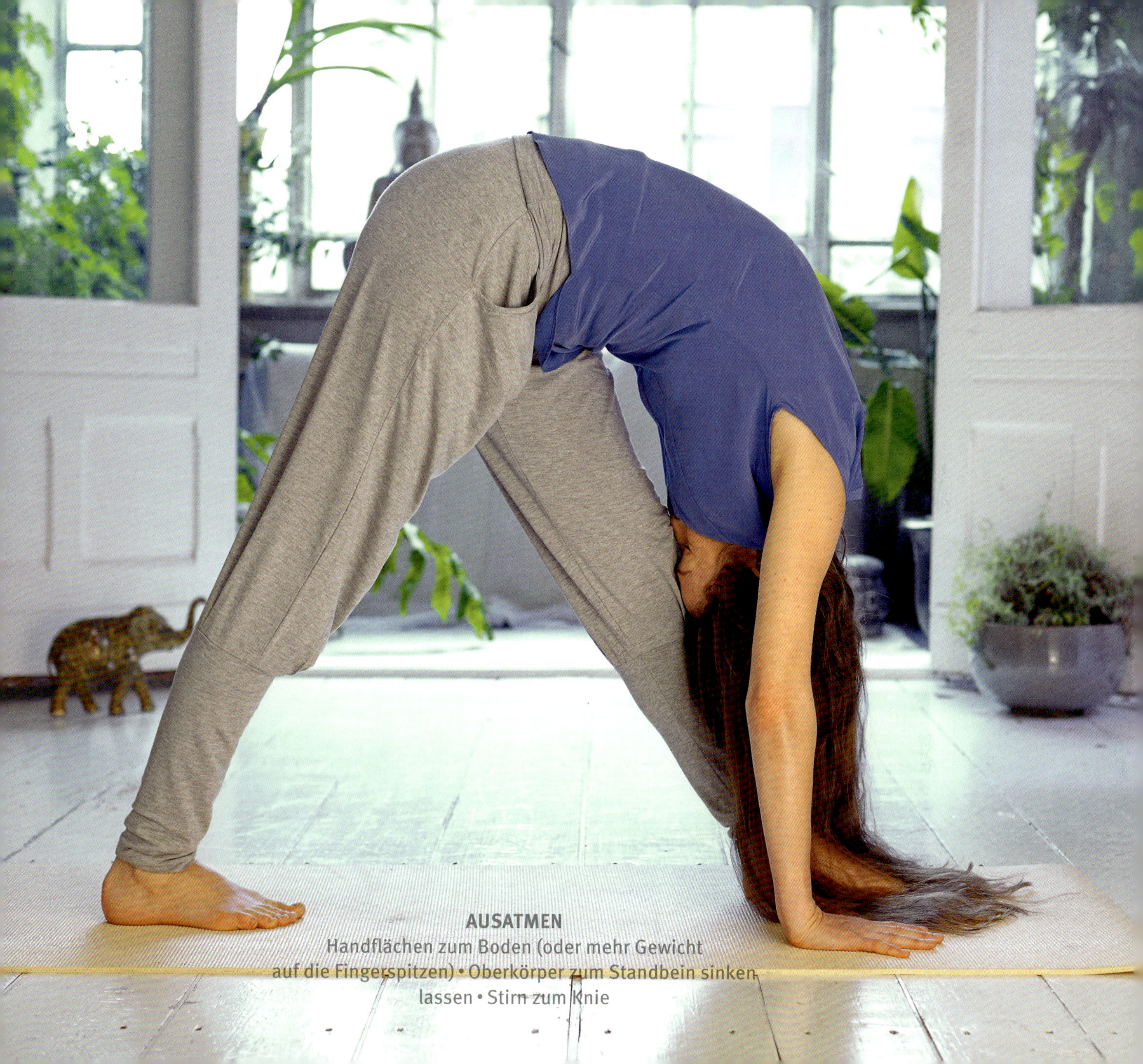

AUSATMEN
Handflächen zum Boden (oder mehr Gewicht auf die Fingerspitzen) • Oberkörper zum Standbein sinken lassen • Stirn zum Knie

Pranamasana

Gebetshaltung – Vorstufe

SO FÜHREN SIE DAS ASANA AUS

- Beugen Sie das vordere Bein und machen Sie mit dem anderen Bein einen großen Ausfallschritt nach hinten. Stellen Sie die Zehen des hinteren Fußes auf. Das Bein ist weitestgehend gestreckt.
- Nehmen Sie Ihren linken Arm auf die Innenseite Ihres linken Beins und stützen Sie sich nun mit beiden Handflächen rechts vom vorderen Fuß auf den Boden. Strecken Sie Ihre Arme kraftvoll, um das Gewicht Ihres Körpers gut balancieren zu können.
- Verteilen Sie Ihr Gewicht gleichmäßig, sodass sich die Kräfte vom Mittelpunkt Ihres Beckens her ausbreiten: nach hinten zum Bein und Fuß und nach vorn zu Oberkörper, Armen und Händen.
- Nehmen Sie auch hier wieder die Schulterblätter an den Rücken und schieben Sie das Brustbein nach vorn, sodass der Rücken gerade wird und die Öffnung im Herzen spürbar ist.
- Der Kopf befindet sich in organischer Verlängerung der Wirbelsäule. Richten Sie Ihren Blick nach vorn oder schräg nach vorn unten.

WORAUF SIE IHR BEWUSSTSEIN LENKEN KÖNNEN

- In der Vorstufe geht es darum, sich bewusst auf die absolute Hingabe der Gebetshaltung (Seite 44) vorzubereiten. Bevor Sie also hinunter in die folgende Haltung gehen, spüren Sie hier die Kraft der Erde, die durch Ihre Handflächen und Füße strömt.
- Nehmen Sie wahr, wie Ihre Haltung trotz der Bodennähe immer noch aufrecht und stolz ist.
- Im Fokus stehen auch hier das Becken, das Herz und der Punkt zwischen den Augenbrauen.

Wann Sie diese Haltung variieren sollten

- *Ist Ihnen die Haltung zu anstrengend, können Sie das hintere Knie am Boden ablegen.*
- *Entsteht Enge in den Hüften, können Sie das vordere Bein nach links verschieben.*
- ***Stufe 2:** Der vordere Fuß bleibt zwischen den Händen, während Sie das hintere Bein weit nach hinten setzen. Das Knie ist gehoben, das Bein gestreckt.*
- ***Stufe 1:** Bleiben Sie im Oberkörper aufrecht. Legen Sie die Hände in der Gebetshaltung vor dem Herzen zusammen, die Daumenrücken am Brustbein. Ihr Blick ist erhaben nach vorn gerichtet.*

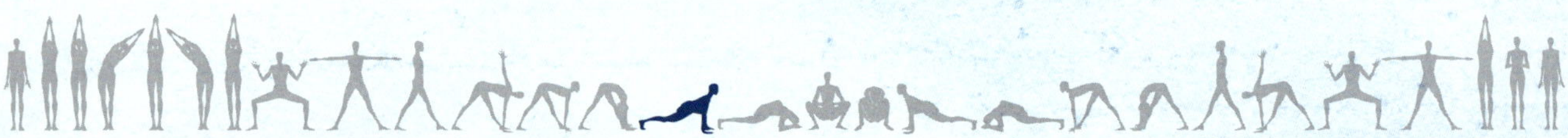

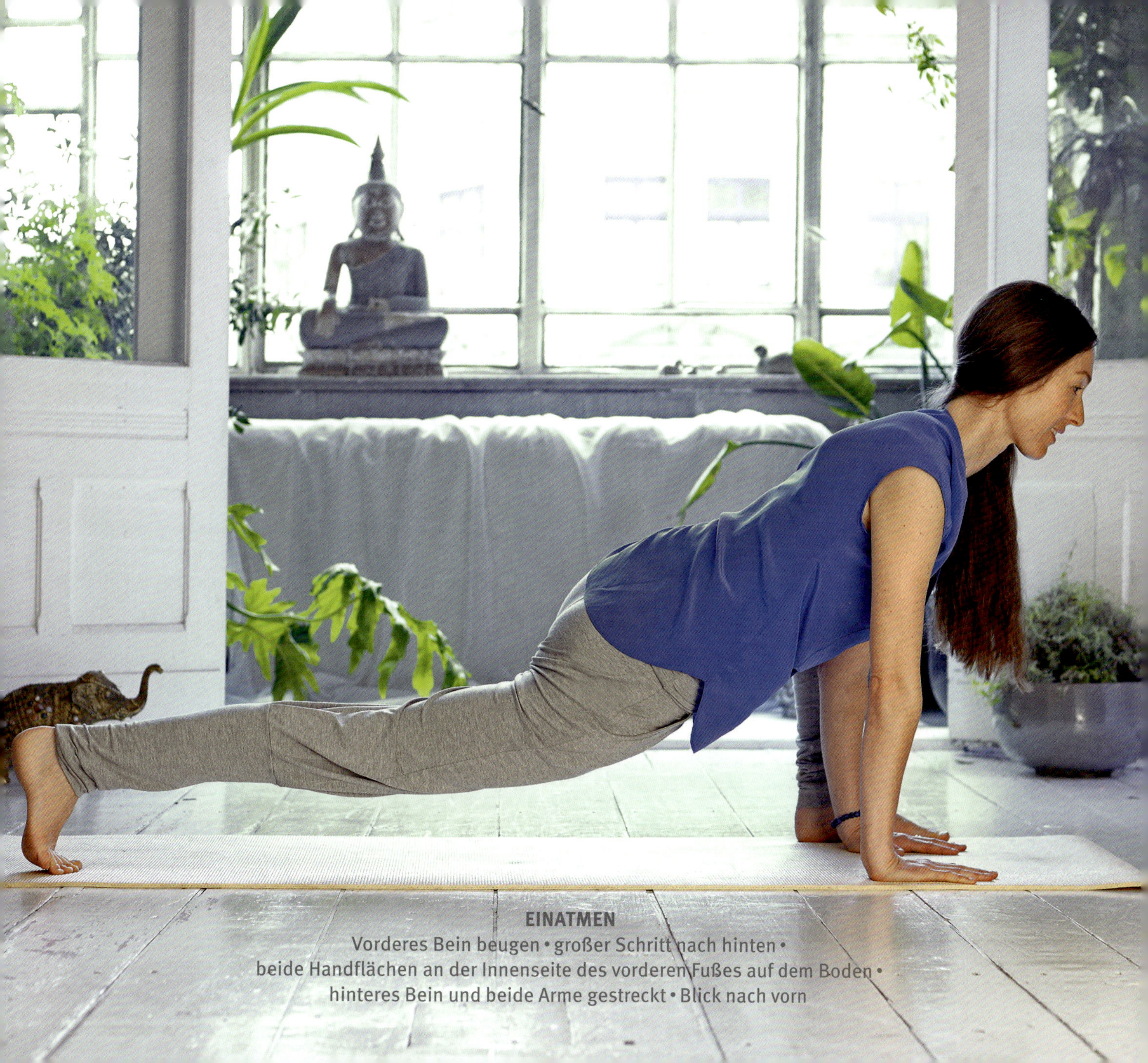

EINATMEN

Vorderes Bein beugen • großer Schritt nach hinten • beide Handflächen an der Innenseite des vorderen Fußes auf dem Boden • hinteres Bein und beide Arme gestreckt • Blick nach vorn

Pranamasana

Gebetshaltung

SO FÜHREN SIE DAS ASANA AUS

- Legen Sie Ihre Unterarme rechts neben dem linken vorderen Fuß auf dem Boden ab. Stellen Sie Ihre Handkanten auf, sodass die Daumenrücken nach oben zeigen, und legen Sie die Handflächen in der Gebetshaltung zusammen.
- Lassen Sie das hintere Bein gestreckt oder legen Sie das Knie auf den Boden.
- Dann lassen Sie Oberkörper und Kopf so weit sinken, dass die Stirn und insbesondere der Punkt zwischen den Augenbrauen auf den Daumenrücken aufliegen können.

WORAUF SIE IHR BEWUSSTSEIN LENKEN KÖNNEN

- Richten Sie Ihre ganze Aufmerksamkeit auf Ihre Fähigkeit, sich hinzugeben, komplett loszulassen.
- Überlassen Sie sich der Schwerkraft, der Anziehungskraft des Mondes, Ihrer inneren Führung oder dem Gefühl, vollkommen geführt zu sein in allen Lebenslagen.
- Die Schönheit dieser Haltung liegt darin, sich zu ergeben und hineinzufließen in den Raum, in das große Ganze oder in sich selbst.
- Führen Sie die Haltung so aus, dass Sie sich durch das Abgeben befreit fühlen! Geben Sie an die Erde, die dem Mond eine vertraute Freundin ist, alle Widerstände ab, die Sie emotional, mental oder auch körperlich immer wieder am Loslassen hindern. Entspannen Sie sich in das Abgeben hinein.

Wann Sie diese Haltung variieren sollten

- ***Stufe 2:*** *Halten Sie die gestreckte Körperhaltung bei und lösen Sie die Hände vom Boden. Legen Sie sie in der Gebetshaltung zusammen und berühren Sie mit Ihren Daumenrücken das Augenbrauenzentrum. Um den Kraftaufwand zu minimieren, legen Sie den Oberkörper leicht auf dem vorderen Oberschenkel ab.*
- ***Stufe 1:*** *Beugen Sie das vordere Bein an und senken Sie dann Ihren Oberkörper nach vorn, bis er sich parallel zum Boden befindet. Führen Sie die Hände in der Gebetshaltung mit den Daumenrücken zum Augenbrauenzentrum.*

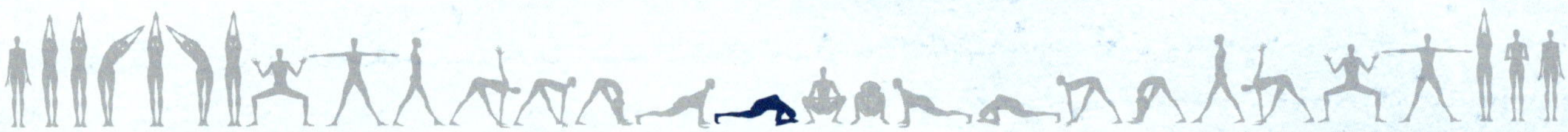

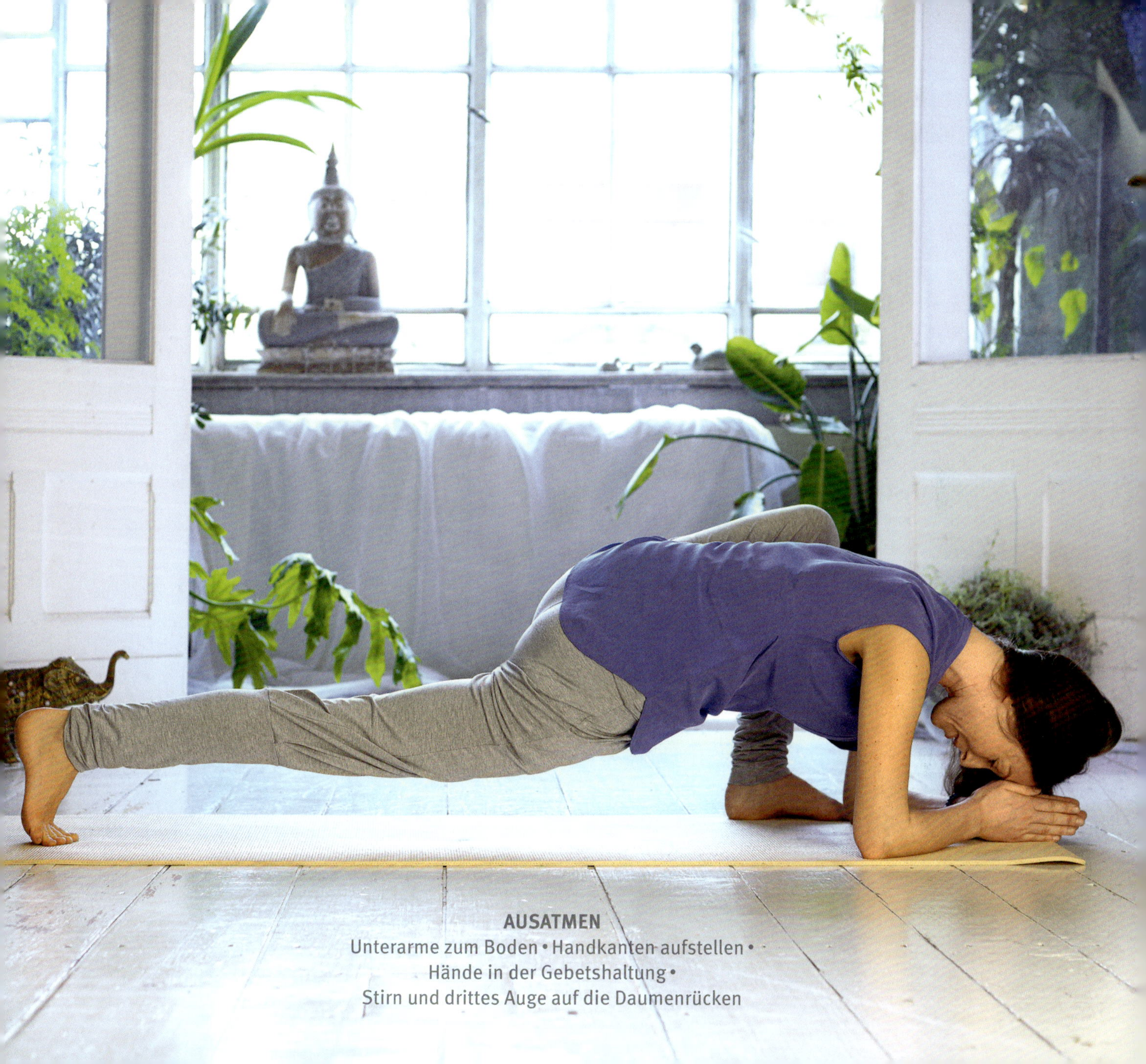

AUSATMEN

Unterarme zum Boden • Handkanten aufstellen •
Hände in der Gebetshaltung •
Stirn und drittes Auge auf die Daumenrücken

Namaskarasana

Begrüßungshaltung

SO FÜHREN SIE DAS ASANA AUS

- Mit Einsetzen der nächsten Einatmung drehen Sie sich tief am Boden nach rechts, zur Längsseite der Matte, in eine tiefe Hocke.
- Achten Sie darauf, dass sich die Knie auf einer Achse mit den Fußgelenken befinden, unabhängig davon, ob Ihre Füße ausgestellt sind oder Ihre Zehen gerade nach vorn zeigen.
- Bringen Sie die Hände in der Gebetshaltung vor dem Herzen zusammen, sodass die Daumenrücken das Brustbein berühren und die Finger gerade nach oben zeigen.
- Richten Sie Brustkorb und Rücken auf, indem Sie die Knie mit den Ellenbogen nach außen drücken und so den Hebel dieser Bewegung als Unterstützung für die Aufrichtung nutzen können.
- Legen Sie, wenn Sie möchten, den Kopf leicht in den Nacken.
- Diese Haltung wird noch zweimal im Wechsel mit der folgenden Haltung wiederholt, also insgesamt dreimal ausgeführt.

WORAUF SIE IHR BEWUSSTSEIN LENKEN KÖNNEN

- Spüren Sie zu Ihrem Beckenbereich hin, der hier in dieser sehr typischen weiblichen Haltung (Gebärposition) besonders fokussiert wird.
- Die Öffnung des Brustraums stimuliert Ihr Herz und die Fähigkeit zu lieben.
- Während Sie den Kopf leicht in den Nacken legen, spüren Sie zum Punkt zwischen den Augenbrauen.

Wann Sie diese Haltung variieren sollten

- *Falls Ihre Ellenbogen Ihre Knieinnenseiten nicht berühren, öffnen Sie den Brustraum, indem Sie die Ellenbogen mehr zur Seite und nach hinten führen und sie frei über den Knien schweben lassen.*
- *In den letzten Schwangerschaftswochen kann diese Haltung geburtsbereit machen und sollte deshalb nur mit höchster Achtsamkeit ausgeführt werden.*
- ***Stufe 2:** Gehen Sie nur in einen halbhohen Hockstand mit leicht auswärts gedrehten Füßen und Beinen. Ziehen Sie das Schambein nach innen und oben, um ein Hohlkreuz zu vermeiden.*
- ***Stufe 1:** wie Stufe 2, wählen Sie aber einen hohen Hockstand, indem Sie die Knie nur leicht beugen.*

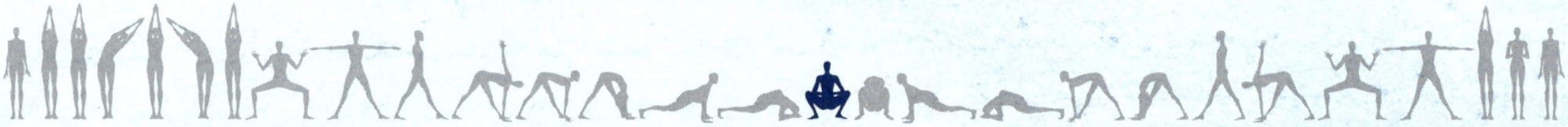

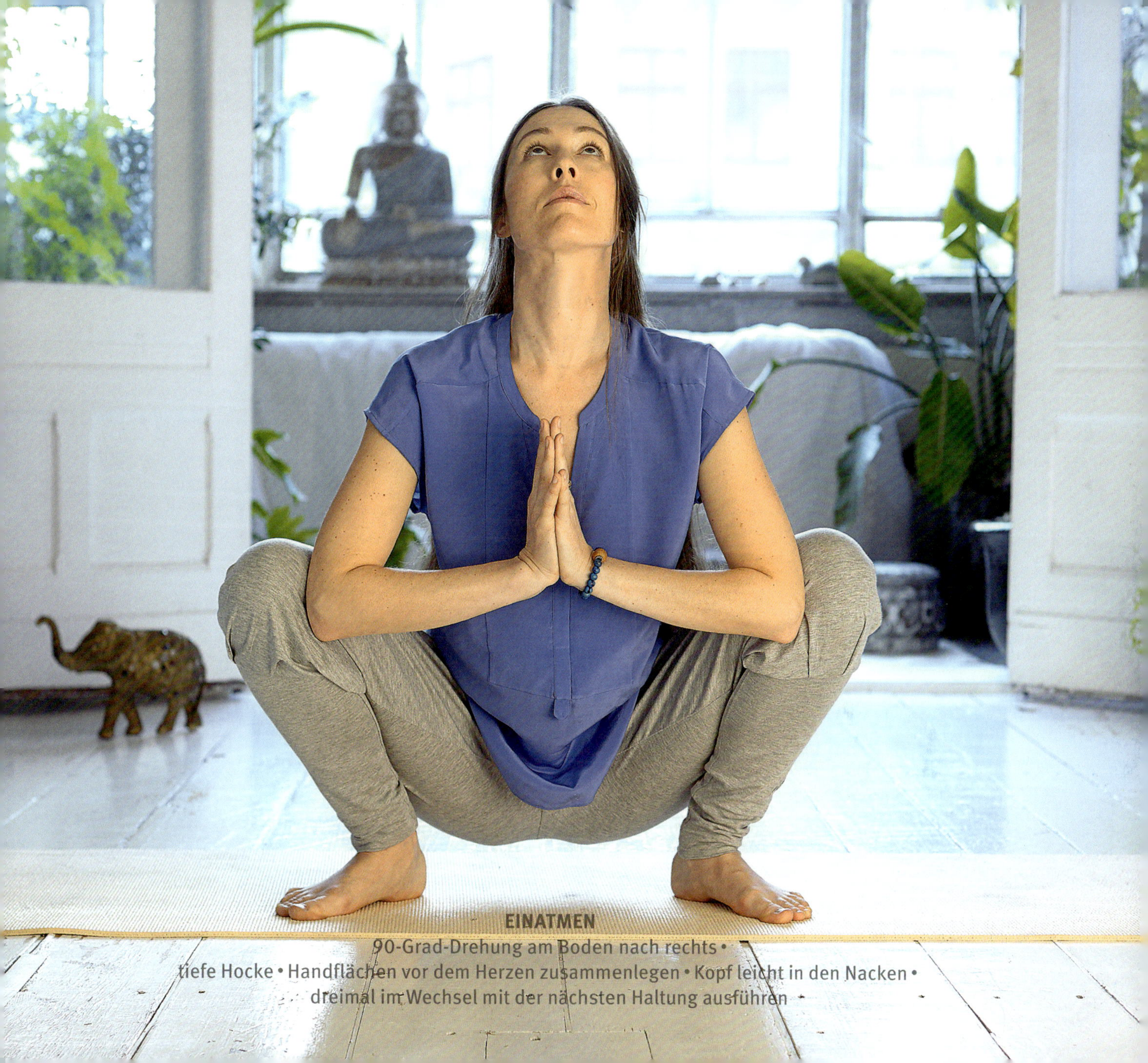

EINATMEN

90-Grad-Drehung am Boden nach rechts • tiefe Hocke • Handflächen vor dem Herzen zusammenlegen • Kopf leicht in den Nacken • dreimal im Wechsel mit der nächsten Haltung ausführen

Namaskarasana

Begrüßungshaltung

SO FÜHREN SIE DAS ASANA AUS

- Mit der nächsten Ausatmung schieben Sie Ihre Arme gerade nach vorn (die Hände bleiben in der Gebetshaltung) und neigen zugleich den Kopf nach unten. Während Ihr Blick vollständig nach unten zum Boden gerichtet ist, berühren Ihre Oberarme die Ohren.
- Runden Sie den oberen Rücken genüsslich. Schieben Sie Ihre Knie nach innen gegen die Oberarme (dazu muss der Oberkörper tief zwischen den Beinen sein) und drücken Sie sich weiter in diese Haltung der Verneigung hinein.
- Wiederholen Sie die beiden Begrüßungshaltungen insgesamt dreimal im Wechsel.

WORAUF SIE IHR BEWUSSTSEIN LENKEN KÖNNEN

- Die Demut steht im Zentrum dieser Haltung. Sie verneigen sich vor der Kraft des Mondes, der Weiblichkeit, vor sich selbst.
- Versuchen Sie, wirklich Demut im Herzen zu spüren, unabhängig davon, wie tief Ihre Hocke ist oder wie weit Arme und Knie sich berühren.
- Neben dem Aspekt der Verneigung können Sie in dieser Haltung wahrnehmen, wie entspannend es ist, sich ganz in sich zurückzuziehen, sich selbst innig zu umschließen und den Körper als Schutzhülle zu sehen, in deren Geborgenheit Sie einfach mal abtauchen können.

Wann Sie diese Haltung variieren sollten

- *Wenn es Ihnen nicht möglich ist, Oberarme und Beininnenseiten in Kontakt zu bringen, können Sie die Beine wie in der vorherigen Haltung belassen und lediglich den Oberkörper mit gestreckten Armen nach vorn und parallel zum Boden bringen. Die Hände können in der Gebetshaltung bleiben, oder Sie verhaken die Daumen und lassen die Handinnenflächen nach unten zeigen.*
- ***Stufe 2:*** *Halten Sie den halbhohen Hockstand bei und schieben Sie die gestreckten Arme gerade nach vorn. Der obere Rücken rundet sich. Die Oberarme sind dicht neben den Ohren. Die Hände bleiben in der Gebetshaltung oder in der oben beschriebenen Variante mit verhakten Daumen.*
- ***Stufe 1:*** *wie Stufe 2, nur dass Sie weiterhin einen hohen Hockstand wählen, indem Sie die Knie nur leicht beugen.*

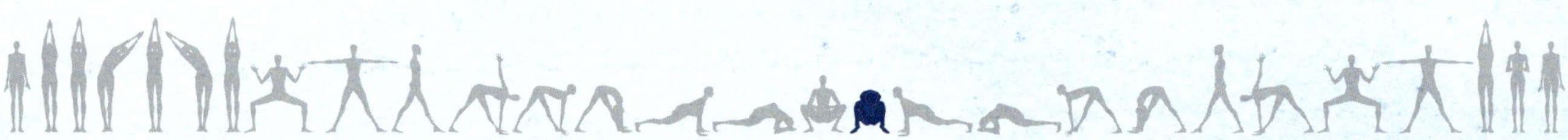

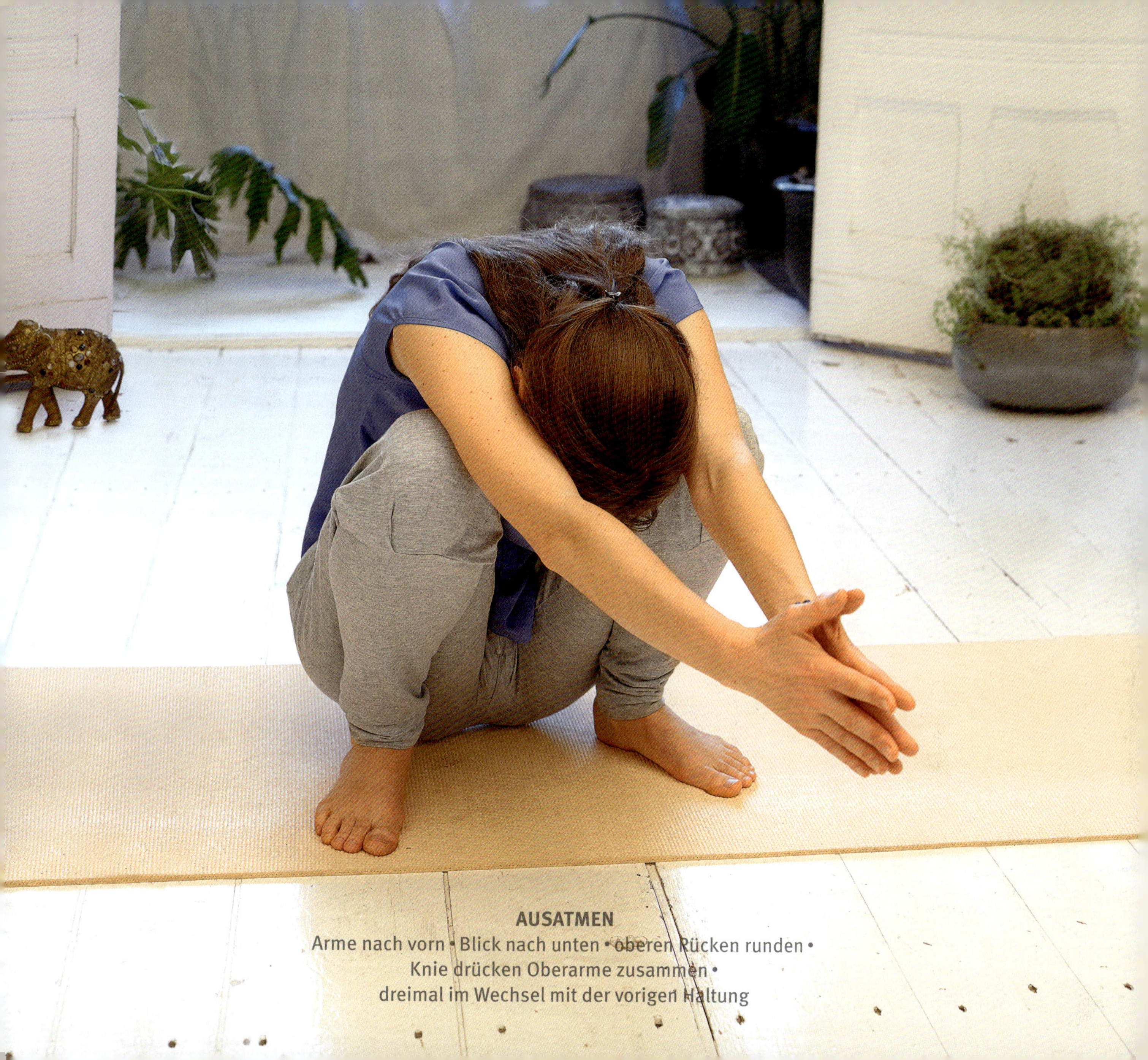

AUSATMEN

Arme nach vorn • Blick nach unten • oberen Rücken runden •
Knie drücken Oberarme zusammen •
dreimal im Wechsel mit der vorigen Haltung

Pranamasana

Gebetshaltung – Vorstufe

SO FÜHREN SIE DAS ASANA AUS

- Nachdem Sie das dritte Mal in Namaskarasana ausgeatmet haben, drehen Sie sich mit einer Einatmung tief am Boden nach rechts in einen großen Ausfallschritt. Während Sie zuvor das linke Bein vorn hatten, haben Sie jetzt das rechte Bein vorn.
- Platzieren Sie beide Handflächen neben der Innenseite des vorderen Fußes auf dem Boden. Ihre Arme sind gestreckt, aber nicht überstreckt.
- Das hintere Bein ist ebenfalls gestreckt und die Zehen sind aufgestellt.
- Achten Sie darauf, dass Sie Ihr Gewicht gleichmäßig verteilen. Indem Sie die linke Ferse nach hinten schieben, verlagern Sie das Gewicht, das zuerst vorwiegend auf den Händen und dem vorderen Bein liegt, über Ihre Körpermitte mehr nach hinten.
- Heben Sie Ihr Brustbein und schieben Sie es nach vorn und oben, sodass sich der obere und mittlere Rücken streckt. Entspannen Sie die Schultern.
- Ihren Blick richten Sie nach vorn oder schräg nach vorn unten, wodurch der Kopf in organischer Verlängerung der Wirbelsäule bleibt.

WORAUF SIE IHR BEWUSSTSEIN LENKEN KÖNNEN

- Nehmen Sie als Erstes den Unterschied wahr zwischen der rechten Seite, auf der Sie jetzt üben, und der linken Seite, die auf dem Hinweg dran war.
- Entspannen Sie sich dann in den Unterschied hinein, ohne diesen zu bewerten, indem Sie ihn einfach wahrnehmen.

Wann Sie diese Haltung variieren sollten

- *Ist Ihnen die Haltung zu anstrengend, können Sie das hintere Knie am Boden ablegen.*
- *Entsteht Enge in den Hüften, können Sie das vordere Bein nach rechts verschieben.*
- ***Stufe 2:** Nehmen Sie den vorderen Fuß zwischen die Hände, wenn Sie sich in den Ausfallschritt drehen. Kommen Sie hier auf die Fingerspitzen. Das hintere Knie ist gehoben, das Bein gestreckt.*
- ***Stufe 1:** Drehen Sie sich aus dem Hockstand nach rechts in eine aufrechte Schrittstellung. Hüften und Zehen zeigen zur rechten kurzen Mattenseite. Die Beine sind gestreckt, der Oberkörper ist aufrecht. Legen Sie die Hände in der Gebetshaltung vor dem Herzen zusammen. Richten Sie den Blick nach vorn.*

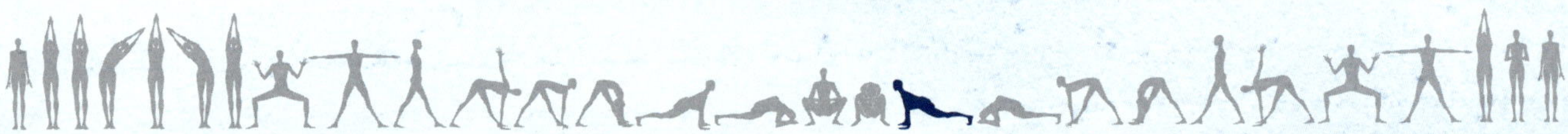

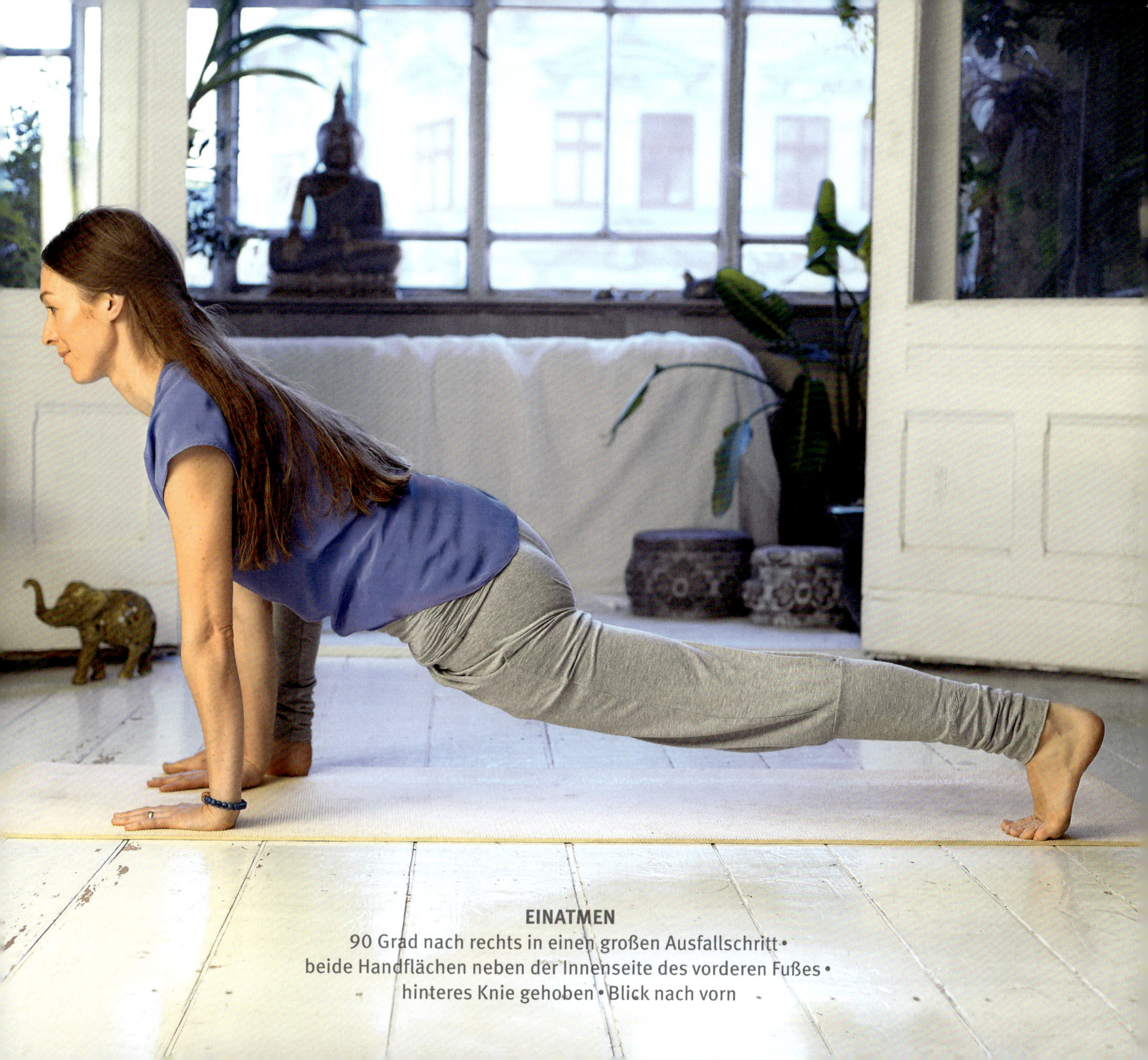

EINATMEN

90 Grad nach rechts in einen großen Ausfallschritt •
beide Handflächen neben der Innenseite des vorderen Fußes •
hinteres Knie gehoben • Blick nach vorn

Pranamasana

Gebetshaltung

SO FÜHREN SIE DAS ASANA AUS

- Mit der nächsten Ausatmung bringen Sie die Unterarme zum Boden, stellen die Handkanten auf, sodass die Daumenrücken nach oben zeigen, und legen die Hände in der Gebetshaltung zusammen.
- Lassen Sie das hintere Bein gestreckt oder legen Sie das Knie auf den Boden.
- Lassen Sie den Oberkörper nach vorn und unten und Ihre Stirn so weit sinken, dass sich der Punkt zwischen den Augenbrauen mit den Daumenrücken verbindet.
- Atmen Sie vollständig aus.

WORAUF SIE IHR BEWUSSTSEIN LENKEN KÖNNEN

- Richten Sie Ihre Aufmerksamkeit auf die Hingabe und lassen Sie sich ganz auf das Loslassen ein.
- Gehalten werden Sie sich dadurch fühlen, dass der Punkt zwischen den Augenbrauen von den Daumenrücken stimuliert wird und sich dadurch das Gefühl in Ihnen ausbreiten kann, durch die Urkraft der Intuition mit allem verbunden zu sein.
- Sie führen diese Ihnen vertraute Haltung nun zur anderen Seite aus, wodurch sich die Dehnung auf die linke Seite verlagert. Diese Seite ist im Yoga die Mondseite. Während jetzt die rechte Seite (Sonnenseite) durch das aufgestellte Bein für Kraft, Stabilität und Aufrichtung sorgt, wird Ihre linke Seite nun noch mehr eingeladen, sich zu öffnen und in diese Öffnung weich hineinzufließen.
- Lassen Sie jeglichen Gedanken an Enge los und ergeben Sie sich in die Weite hinein, die trotz aller Enge immer von selbst schon da ist, ohne dass wir aktiv etwas machen müssen.

Wann Sie diese Haltung variieren sollten

- ***Stufe 2:*** *Halten Sie die gestreckte Körperhaltung bei und lösen Sie die Hände vom Boden. Legen Sie sie in der Gebetshaltung zusammen und berühren Sie mit Ihren Daumenrücken das Augenbrauenzentrum. Um den Kraftaufwand zu minimieren, legen Sie den Oberkörper leicht auf dem vorderen Oberschenkel ab.*
- ***Stufe 1:*** *Beugen Sie das vordere Bein an und senken Sie dann Ihren Oberkörper nach vorn, bis er sich parallel zum Boden befindet. Führen Sie die Hände in der Gebetshaltung mit den Daumenrücken zum Augenbrauenzentrum.*

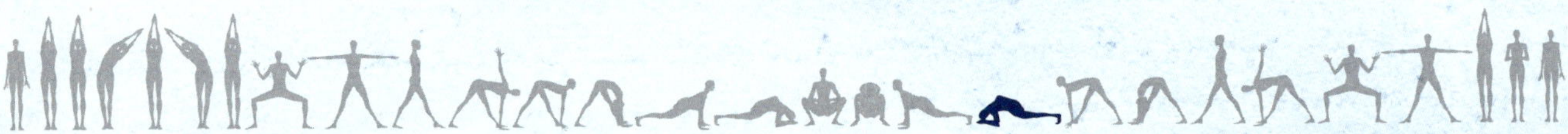

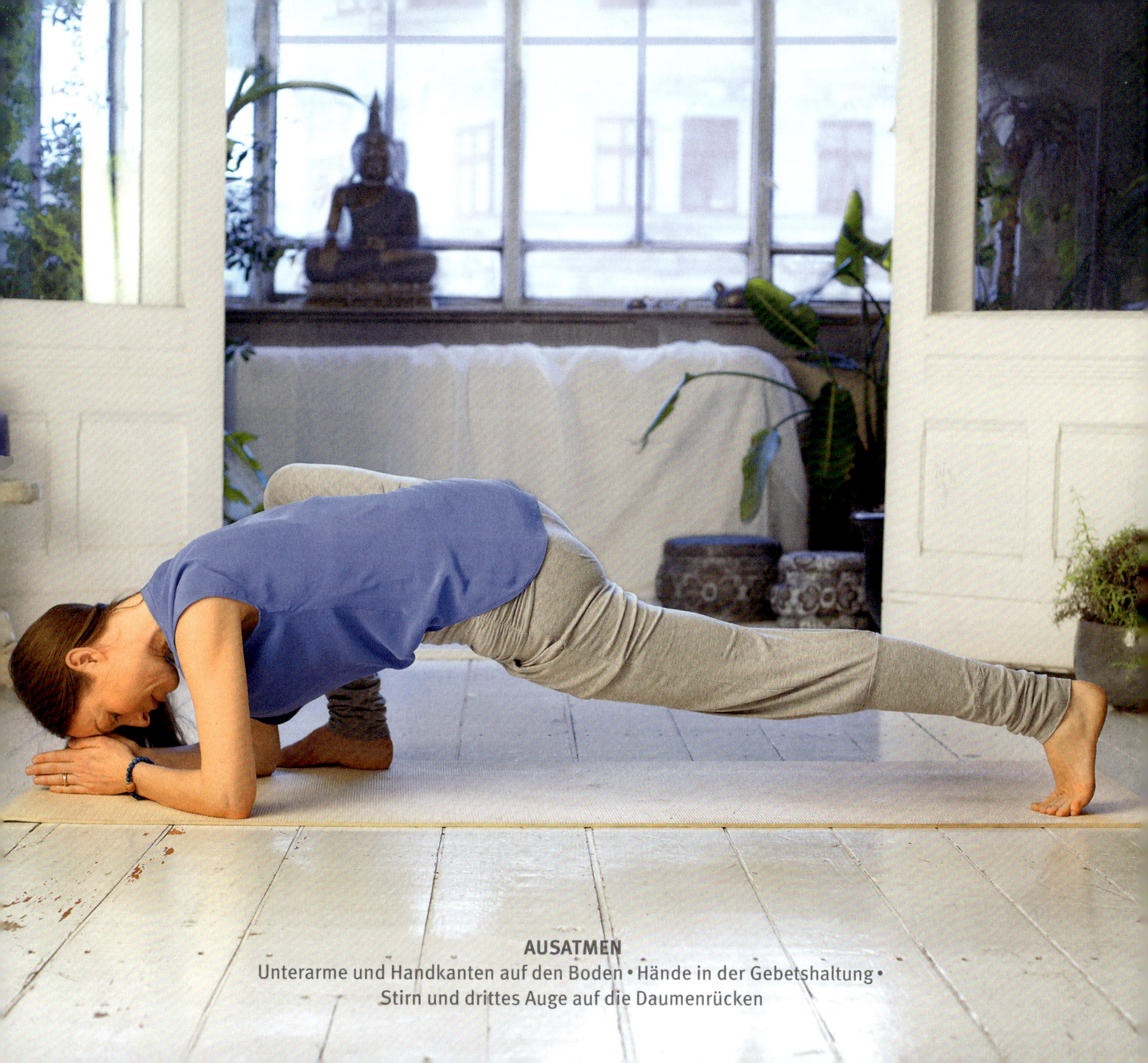

AUSATMEN

Unterarme und Handkanten auf den Boden • Hände in der Gebetshaltung • Stirn und drittes Auge auf die Daumenrücken

Parshvottanasana

Haltung der gestreckten Flanken – Vorstufe

SO FÜHREN SIE DAS ASANA AUS

- Atmen Sie ein und heben Sie den Kopf dabei wieder an. Platzieren Sie Ihre Hände auf den Fingerkuppen links und rechts neben oder vor dem vorderen (rechten) Fuß.
- Ziehen Sie das hintere Bein bis auf eine gute Schrittlänge heran. Strecken Sie beide Beine und schieben Sie Ihr Steißbein in Richtung Decke.
- Richten Sie Ihre Hüften parallel zum Boden aus, indem Sie die rechte Hüfte nach hinten schieben und die linke Hüfte leicht anheben oder senken.
- Legen Sie die Schulterblätter an den Rücken und öffnen Sie Ihren Herzraum, auch wenn es sich in der Haltung so anfühlt, als sei dies schwer möglich. Oft reicht schon der Gedanke an diese Öffnung, um dem Körper den Impuls zu geben, physisch nachzufolgen.
- Halten Sie den Nacken entspannt und richten Sie Ihren Blick nach unten beziehungsweise leicht nach vorn.
- Beide Beine sind kraftvoll, stabil und gestreckt und Ihre hintere Ferse strebt zum Boden oder in den Boden hinein.

WORAUF SIE IHR BEWUSSTSEIN LENKEN KÖNNEN

- Wenn Ihr Kopf beginnt, Ihre Flexibilität zu bewerten, richten Sie Ihre Aufmerksamkeit wieder zurück aufs Fühlen.
- Konzentrieren Sie sich ganz bewusst auf Ihre Standfestigkeit. Nehmen Sie diese Kraft der Balance aus dem Boden, aus Ihrem kraftvollen Standbein und Ihrem präsenten Becken.
- Bewahren Sie sich bei aller Anstrengung, die in dieser komplexen Haltung stecken kann, die innere Leichtigkeit und das Bewusstsein, dass eine Haltung dann wirkt, wenn wir es spüren, und nicht dann, wenn wir sie als formal richtig einstufen.

Wann Sie diese Haltung variieren sollten

- ***Stufe 2:*** *Beugen Sie das vordere Knie so weit, dass Sie Ihre Fingerkuppen bequem auf dem Boden aufsetzen und Ihren Rücken gut strecken können.*
- ***Stufe 1:*** *Richten Sie Ihren Oberkörper auf. Bringen Sie die Hüften parallel nach vorn und legen Sie beide Hände auf den vorderen Oberschenkel. Ziehen Sie die Schulterblätter in den Rücken, sodass sich der Brustraum und damit Ihr Herz weit öffnet.*

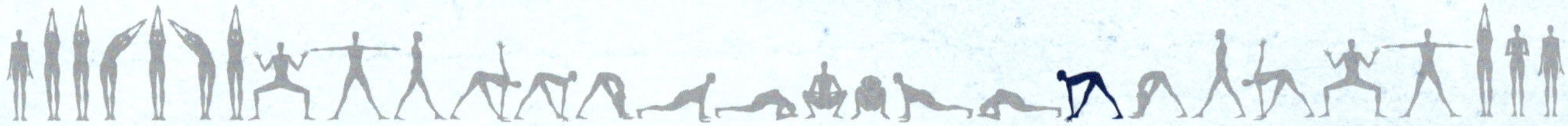

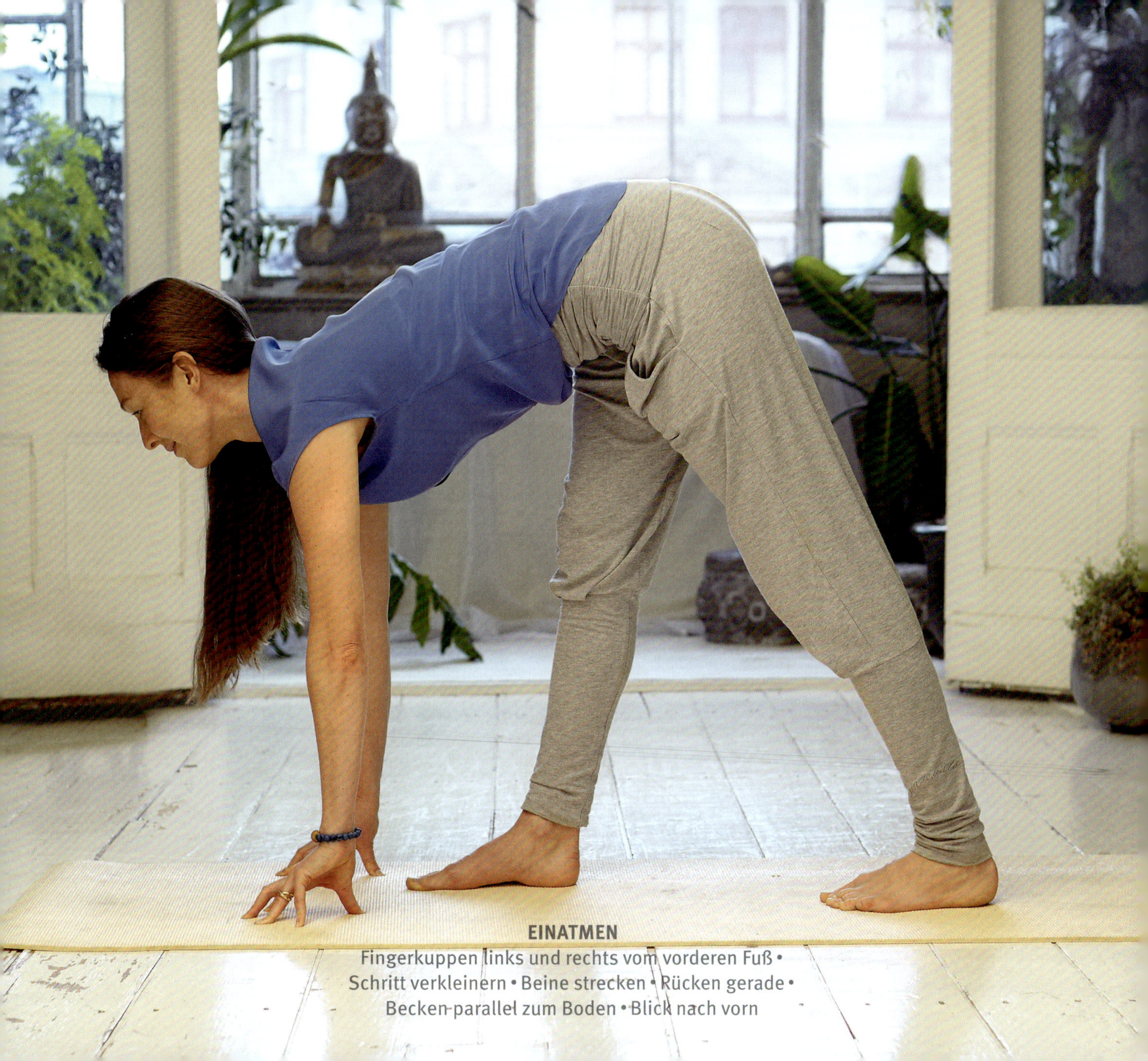

EINATMEN

Fingerkuppen links und rechts vom vorderen Fuß • Schritt verkleinern • Beine strecken • Rücken gerade • Becken parallel zum Boden • Blick nach vorn

Parshvottanasana

Haltung der gestreckten Flanken

SO FÜHREN SIE DAS ASANA AUS

- Während Sie die Einatmung gerade in Ihrer Aufrichtung unterstützt hat, können Sie jetzt gemeinsam mit der Ausatmung in die Vorbeuge sinken.
- Lassen Sie den Oberkörper von den Hüften aus weich nach unten fallen und streben Sie mit der Stirn zum Knie. Lassen Sie die Halswirbelsäule und den Kopf los.
- Erlauben Sie sich, im Rücken ganz rund zu werden, und sinken Sie mit der loslassenden Kraft der Ausatmung tiefer nach unten in Richtung Boden und mit dem Oberkörper näher in die Verbindung zu Ihren Beinen hinein.
- Sie können die Handflächen auf dem Boden auflegen oder die Fingerspitzen weiter auseinandergleiten lassen, um so an Bodennähe zu gewinnen.
- Atmen Sie vollständig vom Unterleib her aus. Auf diese Weise schöpfen Sie Ihre gesamte Atemkapazität aus und lenken Prana (Lebensenergie) in Ihren Unterleib hinein – in einen Bereich, der oft angespannt wird, sich aber hier in dieser Haltung komplett entspannen darf.
- Richten Sie Ihren Blick nach innen, eventuell mit geschlossenen Augen.

WORAUF SIE IHR BEWUSSTSEIN LENKEN KÖNNEN

- Diese Haltung lädt zum Loslassen auf der Basis eines starken Fundaments ein. Verbinden Sie das Gefühl der Standkraft, spürbar in den Beinen, mit der Leichtigkeit der Hingabe, spürbar im weich fallenden Oberkörper, Nacken und Kopf. Begeben Sie sich in die hingebungsvolle Kraft des Mondes.
- Spüren Sie Ihr Augenbrauenzentrum – und sinken Sie nicht nur körperlich in sich hinein, sondern auch mental durch dieses Tor, das man im Yoga das dritte Auge nennt.

Wann Sie diese Haltung variieren sollten

- *Ist Ihnen die Dehnung in den Beinen zu stark oder ist Ihr Rücken blockiert, legen Sie die Hände ans Fußgelenk oder aufs Schienbein.*
- ***Stufe 2:*** *Das vordere Knie bleibt gebeugt. Die Fingerspitzen können aufgestellt bleiben oder Sie legen die Handflächen auf dem Boden auf.*
- ***Stufe 1:*** *Die Hände bleiben auf dem Oberschenkel. Lassen Sie entweder bei aufgerichtetem Oberkörper das Kinn zum Brustbein oder aber den Oberkörper weit nach vorn zum vorderen Bein sinken.*

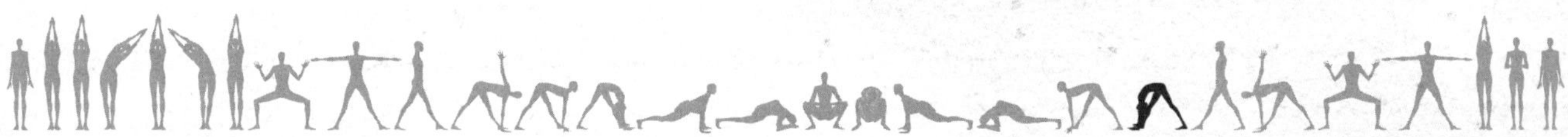

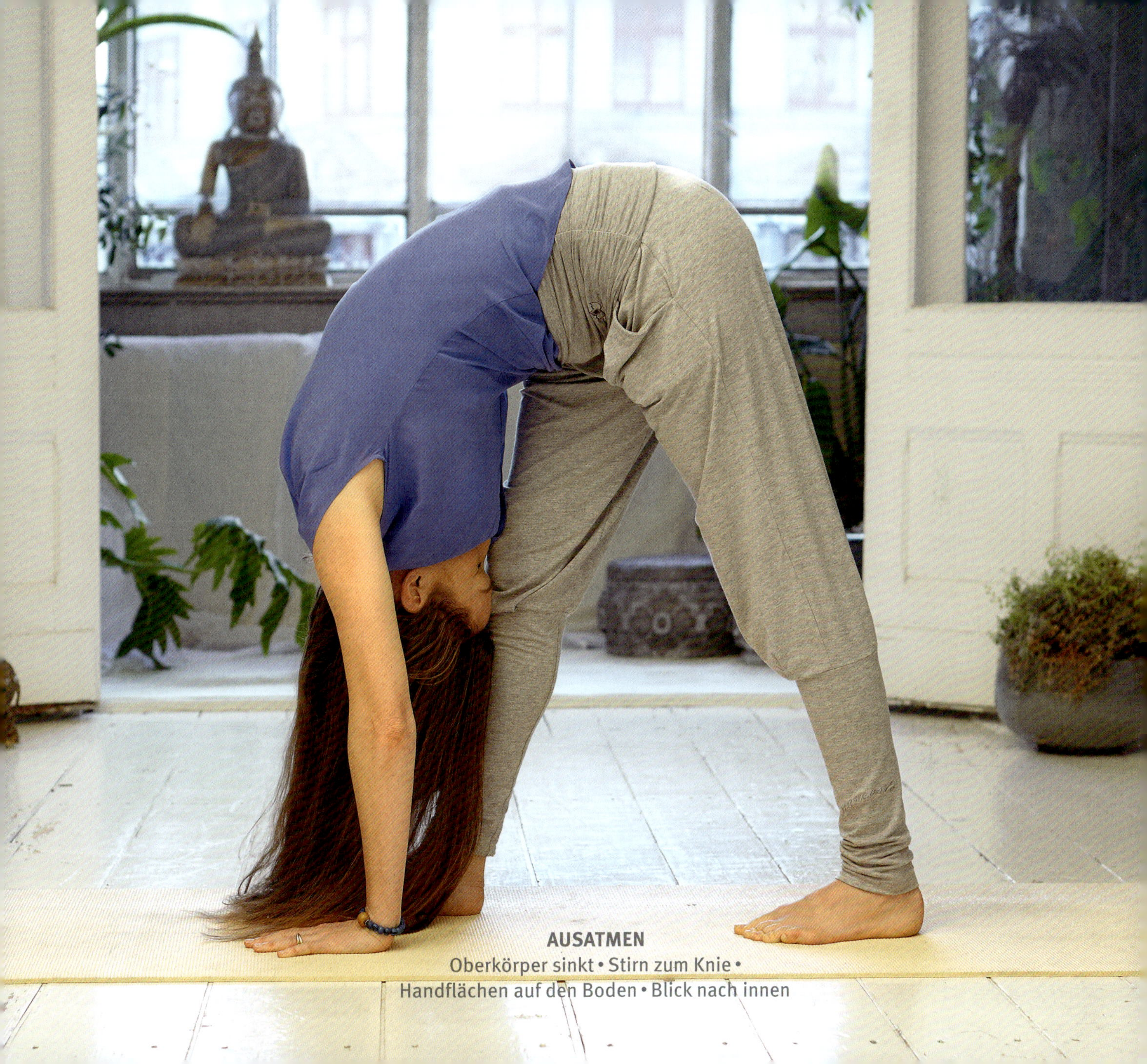

AUSATMEN

Oberkörper sinkt • Stirn zum Knie • Handflächen auf den Boden • Blick nach innen

Parivritta Trikonasana

Gedrehte Dreieckshaltung – Vorstufe

SO FÜHREN SIE DAS ASANA AUS

- Mit der nächsten Einatmung heben Sie achtsam und geführt Ihren Oberkörper nach oben. Spannen Sie dazu die Gesäßmuskulatur leicht an, ziehen Sie die Kniescheibe nach oben, aktivieren Sie Ihre Muskelkraft in den Beinen und werden Sie sich Ihrer Rückenmuskulatur bewusst, um den Oberkörper gestreckt aufzurichten.
- Breiten Sie Ihre Arme auf Schulterhöhe zu den Seiten aus, wenden Sie dabei die Handflächen nach unten und spreizen Sie Ihre Finger.
- Achten Sie darauf, dass Ihre Hüften weiterhin parallel sind. Bewegen Sie dazu eventuell die rechte Hüfte leicht nach hinten und schieben Sie die linke Hüfte nach vorn.
- Ihr Oberkörper ist ganz aufgerichtet und Ihr Blick geht klar, aber weich nach vorn.
- Wenn Sie in dieser Position gut nach oben und vorn ausgerichtet sind, entspannen Sie Ihren Körper wieder, besonders in den Schultern und im Nacken, ohne Ihre Präsenz zu verlieren.

WORAUF SIE IHR BEWUSSTSEIN LENKEN KÖNNEN

- Während Sie die Stabilität in den Beinen und die aufrichtende Kraft im Becken weiter beibehalten, richten Sie Ihre Aufmerksamkeit auf den Punkt zwischen den Augenbrauen. Er ist nach der Vorbeuge (Seite 56) besonders empfänglich und offen dafür, die Intuition und Gedankenkraft wahrzunehmen, die sich jetzt ganz klar zeigen können.
- Bleiben Sie aufmerksam im Becken, offen im Herzen und klar im Blick.

Wann Sie diese Haltung variieren sollten

- *Wenn Sie Probleme mit der Balance haben, können Sie den Stand verbreitern, indem Sie den rechten, hinteren Fuß aus der Achse mit dem linken Fuß lösen und weiter nach rechts platzieren.*
- *Empfinden Sie den Stand als sehr instabil, dann drehen Sie den rechten, hinteren Fuß wieder ein wenig aus. Dabei ist es wichtig, dass Sie in den Hüften aufmachen und Ihre rechte Hüfte an die Fußstellung anpassen, um das rechte Knie nicht zu verdrehen – auch wenn Sie dann nicht mehr ganz parallel zur Mattenkante stehen.*

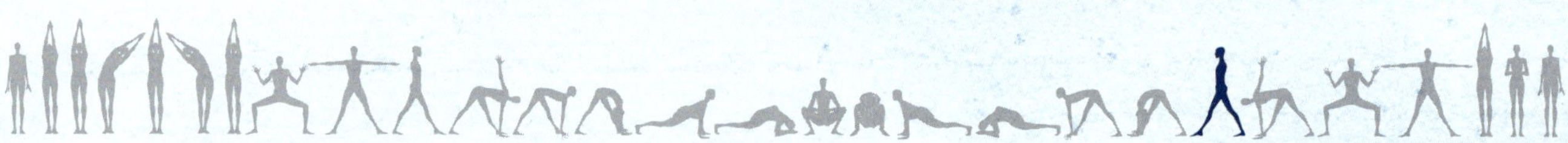

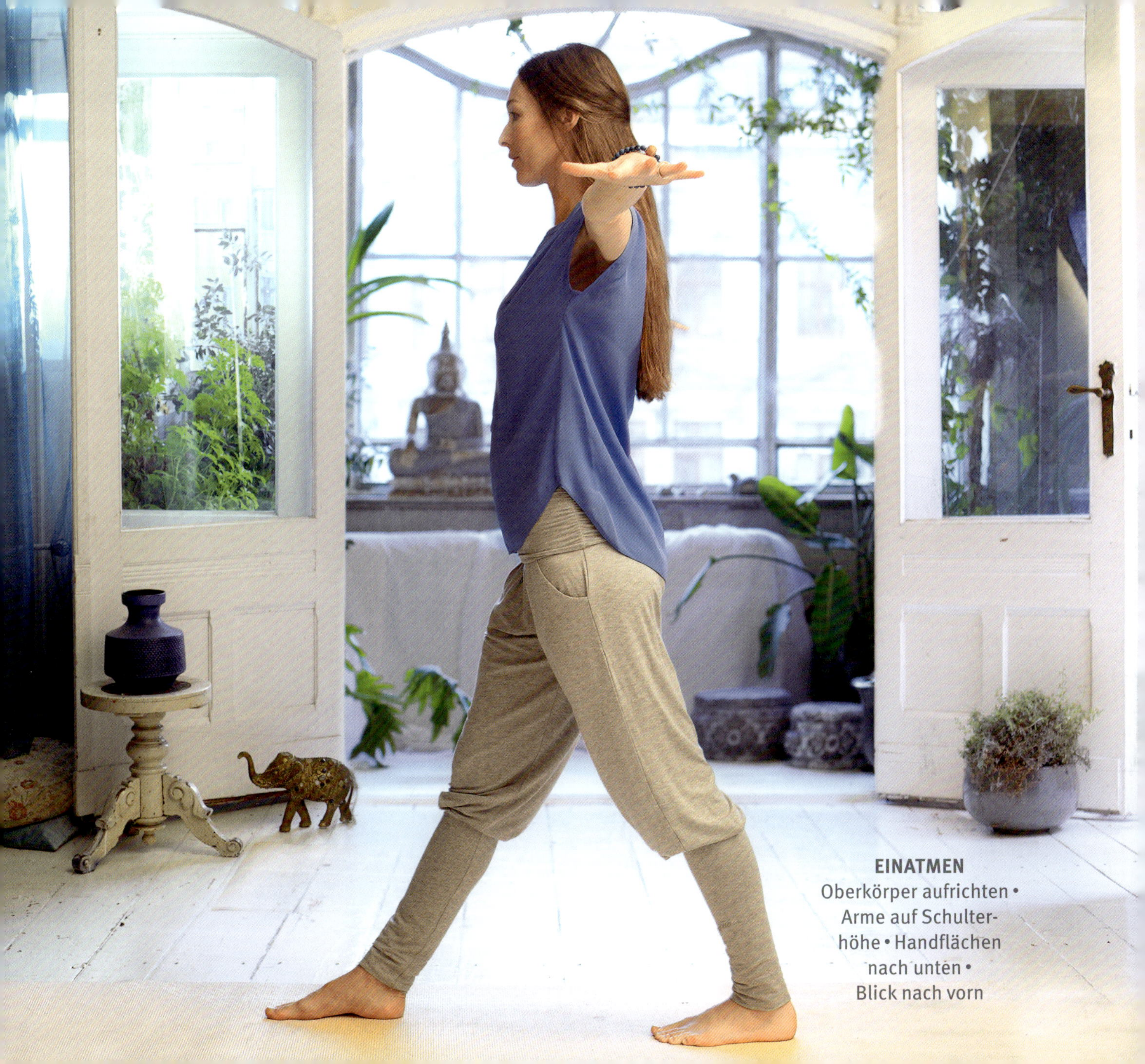

EINATMEN
Oberkörper aufrichten • Arme auf Schulterhöhe • Handflächen nach unten • Blick nach vorn

Parivritta Trikonasana

Gedrehte Dreieckshaltung

SO FÜHREN SIE DAS ASANA AUS

- Mit der einsetzenden Ausatmung aktivieren Sie Ihre Beckenbodenmuskulatur und beugen den Oberkörper aus der Hüfte heraus, bis er sich parallel zum Boden befindet. Ihre Arme bleiben seitlich gestreckt und der Kopf ist weiter in Verlängerung der Wirbelsäule.
- Bleiben Sie in den Hüften unverändert stabil. Drehen Sie den Oberkörper nun nach rechts auf, wobei der rechte Arm der Bewegung folgt, bis er gerade nach oben gestreckt ist.
- Platzieren Sie die linke Hand neben oder vor den rechten, vorderen Fuß. Indem Sie die Fingerspitzen aufstellen, gewinnen Sie hier an Höhe und damit die Möglichkeit, den Brustraum immer weiter zu öffnen und so in Ihrer Herzenskraft zu bleiben.
- Achten Sie darauf, dass beide Arme möglichst in einer Linie und ebenso kraftvoll gestreckt sind wie die Beine. Schauen Sie nach oben zu der emporstrebenden Hand.

WORAUF SIE IHR BEWUSSTSEIN LENKEN KÖNNEN

- Das Bewusstsein bleibt im Becken und am Punkt zwischen den Augenbrauen. Richten Sie Ihr Gewahrsein außerdem auf Ihren Herzraum, der sich in der Drehung öffnen und weiten möchte.
- Gehen Sie kraftvoll, aber auch ganz durchlässig in diese Haltung hinein und finden Sie die Grazie, die in der Verbindung von äußerer Geometrie und innerer Weichheit entsteht.

Wann Sie diese Haltung variieren sollten

- *Empfinden Sie die Nackendrehung als unangenehm, schauen Sie zur Seite oder nach unten.*
- *Ist es für Sie schwierig, die untere Hand auf den Boden zu setzen, können Sie die Hand auch ans Schienbein oder höher ans vordere Bein legen.*
- ***Stufe 2:** Beugen Sie das vordere Knie so weit, dass Sie ganz bequem die Fingerspitzen neben den vorderen Fuß aufsetzen können.*
- ***Stufe 1:** Bleiben Sie aufgerichtet und drehen Sie nur den Oberkörper nach rechts, bis die Arme parallel zur langen Mattenseite sind und der Blick zur hinteren Hand geht. Ihre Daumen zeigen nach oben.*

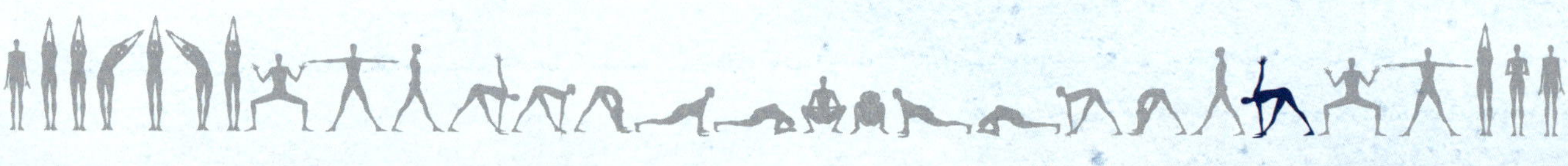

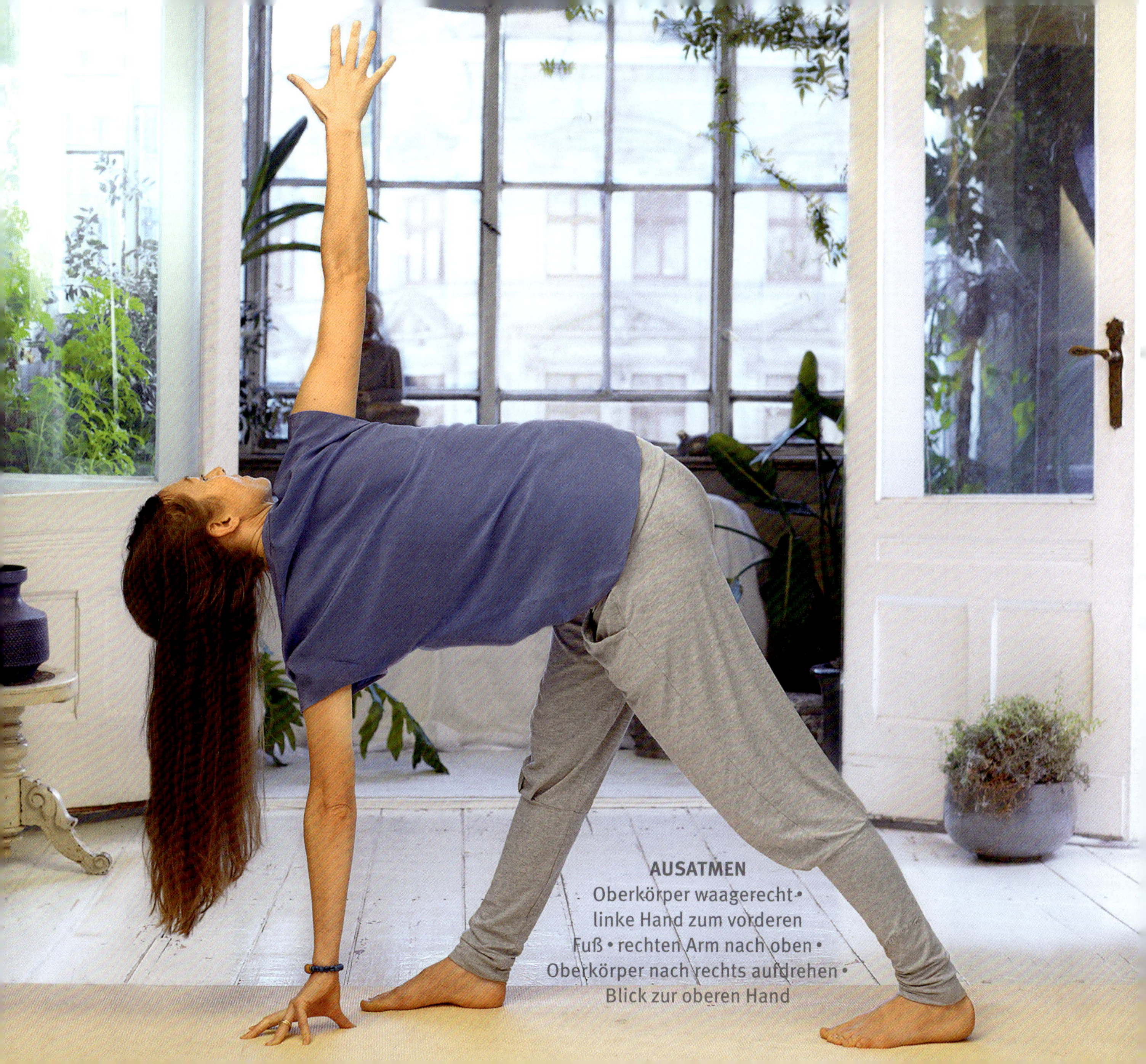

AUSATMEN

Oberkörper waagerecht • linke Hand zum vorderen Fuß • rechten Arm nach oben • Oberkörper nach rechts aufdrehen • Blick zur oberen Hand

Ardha Chandrasana

Halbmondhaltung

SO FÜHREN SIE DAS ASANA AUS

- Mit der einsetzenden Einatmung richten Sie den Oberkörper halb auf und beginnen gleichzeitig, sich um 90 Grad nach links zu drehen, während Sie dabei den Oberkörper komplett aufrichten. Die Arme lassen Sie organisch mitschwingen.
- Beugen Sie die Knie an und kommen Sie in eine halbe Hocke mit gegrätschten Beinen. Drehen Sie dafür den linken Fuß nach außen. Achten Sie darauf, dass sich die Knie in einer Flucht mit den Zehen befinden.
- Winkeln Sie die Arme an, lassen Sie die Ellenbogen sinken und Ihre Handflächen mit gespreizten Fingern nach vorn weisen.
- Lassen Sie Ihr Becken tief sinken und schöpfen Sie die volle Kapazität dieser stehenden Hocke aus. Achten Sie darauf, dass der Oberkörper aufrecht bleibt und nicht nach vorn ausweicht oder in ein Hohlkreuz verfällt. Ist dies der Fall, dann verringern Sie die Hocktiefe, bis Sie wieder das Gefühl haben, dass der Oberkörper aufgerichtet ist.
- Indem Sie die Schulterblätter an den Rücken legen, schiebt sich das Brustbein sanft nach vorn, sodass Sie Ihr Herz weit öffnen können.

WORAUF SIE IHR BEWUSSTSEIN LENKEN KÖNNEN

- Spüren Sie in die Verbindung zwischen Ihrem Becken und dem Punkt zwischen den Augenbrauen – als würde in der Körpermitte ein goldener Faden verlaufen, der die innere Achse fühlbar macht, auf der die Chakren (Seite 8) liegen.
- Sie spannen sich, wie schon zu Beginn des Mondgrußes, mit Ihrem ganzen Körper weit im Raum auf. Diese umfassende Raumerschließung steht für die unbegrenzte und tiefe Dimension der Weiblichkeit. Sie nehmen ganz selbstbewusst und bestimmt den gesamten Raum für sich und die Aspekte Ihrer weiblichen Kraft in Anspruch. Genießen Sie diese Raumdimension, die Ihnen hier bereitsteht.

Wann Sie diese Haltung variieren sollten

- *In der Schwangerschaft empfiehlt es sich, die Hocke höher auszuführen und dabei ganz bewusst den Beckenboden zu fühlen.*
- *Bei Gelenkfragilität oder Verletzungen in Knien und Füßen wählen Sie bitte nur eine leichte Hocke, die den Schwerpunkt nicht nach unten verlagert.*

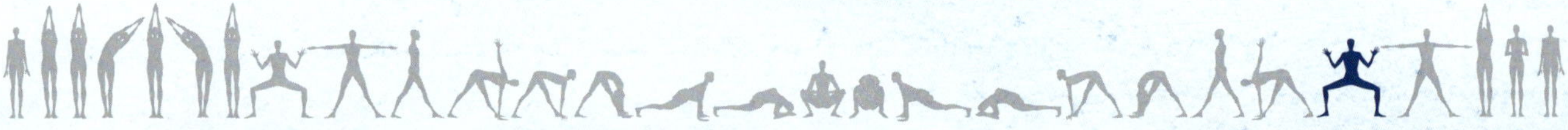

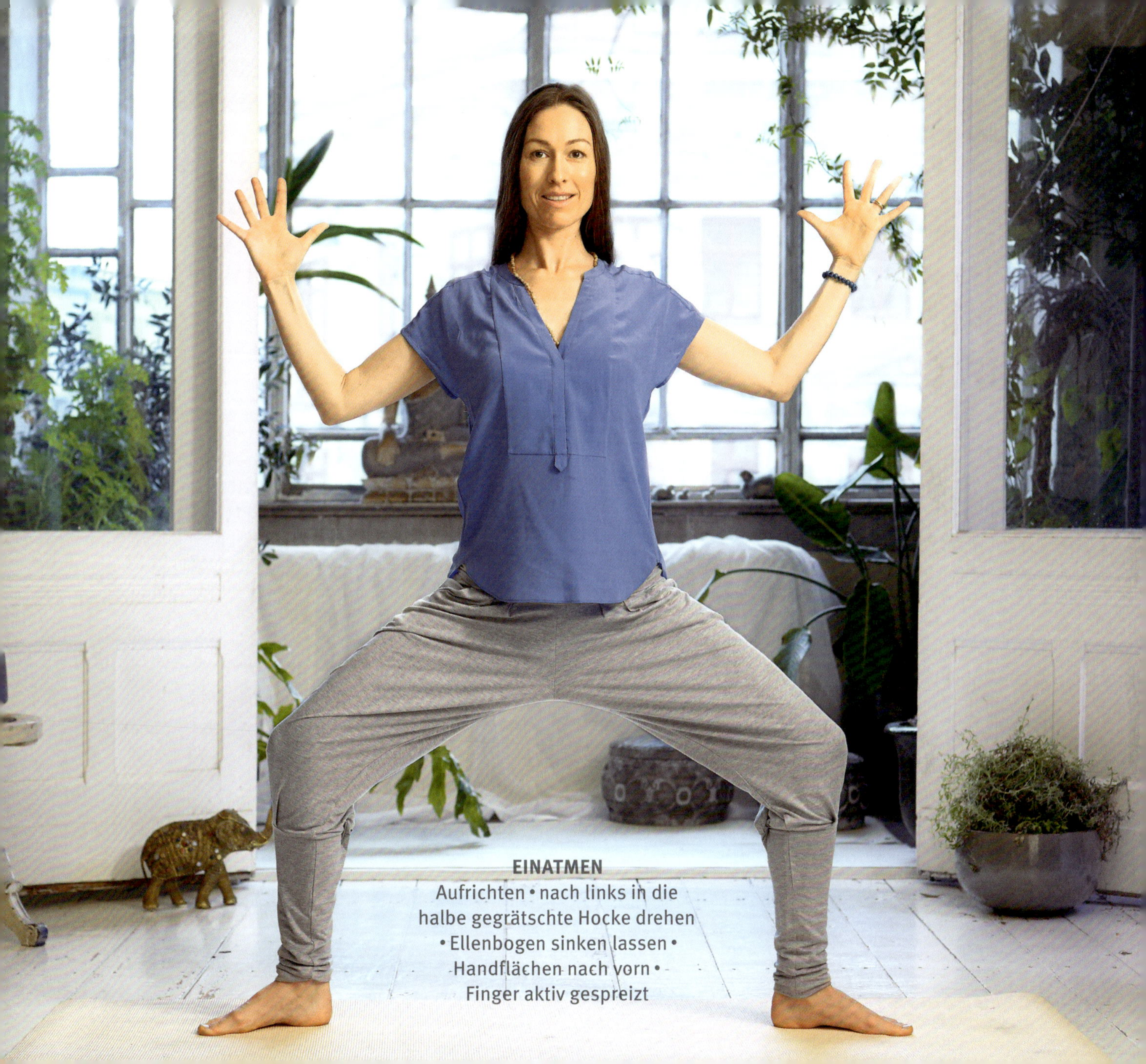

EINATMEN
Aufrichten • nach links in die halbe gegrätschte Hocke drehen • Ellenbogen sinken lassen • Handflächen nach vorn • Finger aktiv gespreizt

Chandrasana

Mondhaltung

SO FÜHREN SIE DAS ASANA AUS

- Mit der nächsten Einatmung strecken Sie die Beine und breiten zugleich die Arme zu den Seiten aus.
- Ihre Fußsohlen liegen gut geerdet auf dem Boden. Sie spüren die ganze Kraft Ihrer Standfestigkeit, die vom Boden in Sie ausstrahlt.
- Ihre Arme sind auf Schulterhöhe ausgestreckt und die Handflächen zeigen nach oben. Lassen Sie Ihren rechten und linken Mittelfinger als längste Punkte Ihrer Querachse zu den Seiten streben, sodass Sie sich komplett ausbreiten können.
- Sie sind jetzt wieder in der Haltung, die an Leonardo da Vincis Darstellung des Goldenen Schnitts erinnert, angekommen.
- Die Fußsohlen, die Handflächen und der Kronenpunkt bilden hier die Ausrichtungspunkte, um die Sie einen imaginären Kreis aufspannen können, der rund und geometrisch Ihre eigene Ausgewogenheit symbolisiert.
- Ihr gesamter Körper befindet sich in einer Grundspannung, die von Ihrer Körpermitte nach allen Seiten ausstrahlt.

WORAUF SIE IHR BEWUSSTSEIN LENKEN KÖNNEN

- Spüren Sie noch einmal in die runde Ganzheit Ihrer selbst: die Stabilität in Beinen und Armen, die Aufrichtung im Becken, die Öffnung im Herzraum und die stille Erhabenheit im Kopf.
- Wie schon zu Beginn des Mondgrußes erinnert uns die Kreisform an unser eigenes Rundsein und ermutigt uns erneut, uns auf die persönliche Vollkommenheit einzulassen. Schauen Sie, ob Sie Ihre Vollkommenheit in Form und Seele spüren können.
- Gleichzeitig erinnert die Kreisform an die Idee vom Kreislauf des Lebens, an die gleichmäßigen Übergänge von Anfang und Ende – die innewohnende Logik von Natur und Universum.

Wann Sie diese Haltung variieren sollten

- *Falls Sie die leichte Überstreckung in den Knien als unangenehm empfinden, lassen Sie die Kniescheiben sinken und entspannen die Beinmuskulatur.*
- *Wenn sich Ihr Nackenbereich durch die ausgestreckten Arme verspannt, lassen Sie die Schultern sinken und beugen die Arme unmerklich an.*

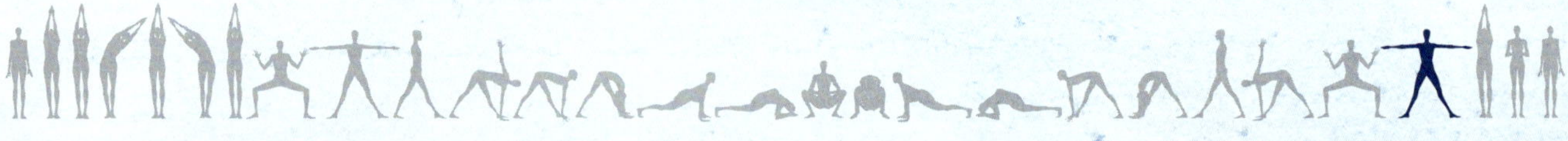

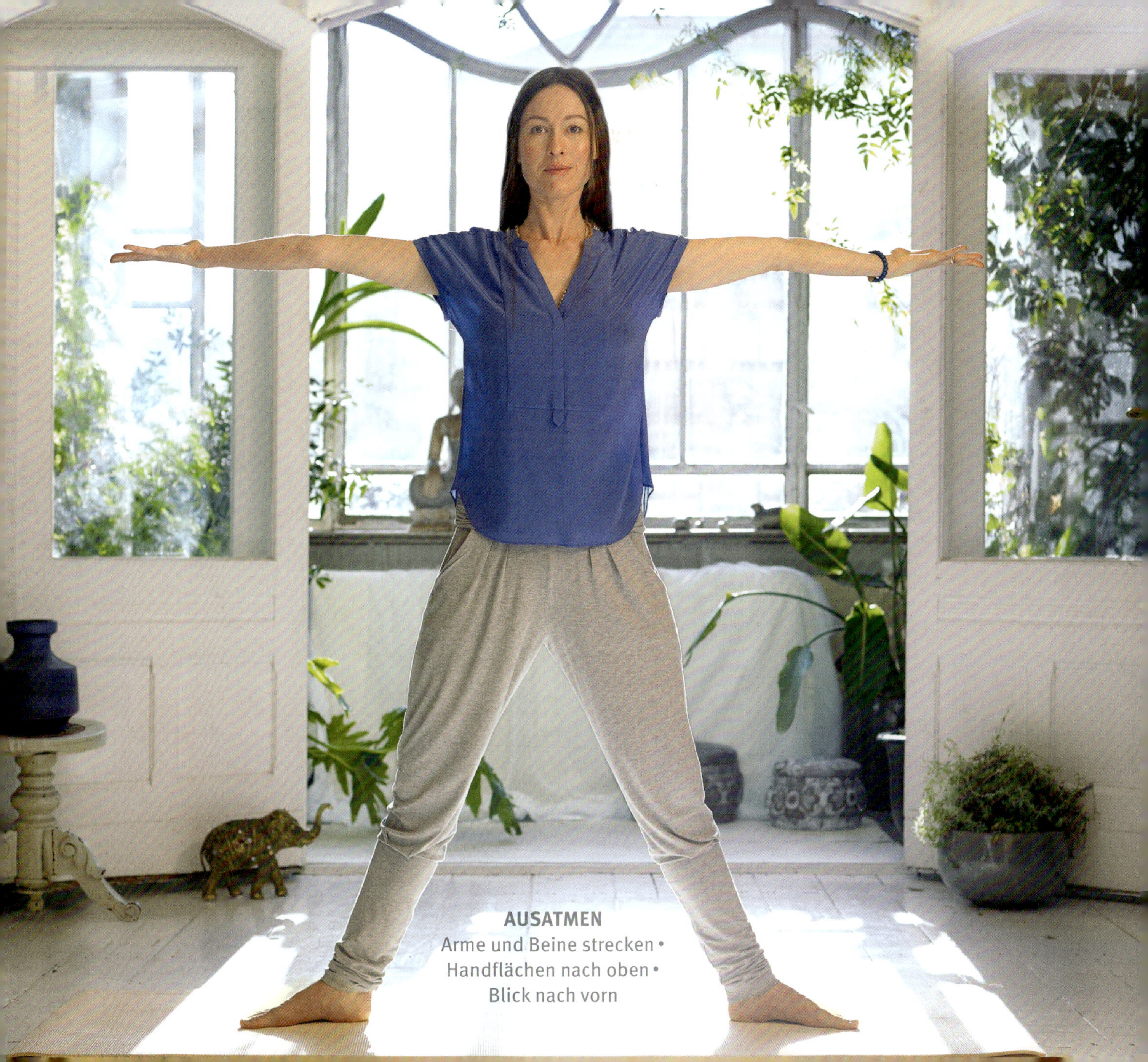

AUSATMEN
Arme und Beine strecken •
Handflächen nach oben •
Blick nach vorn

Tadasana

Palmenhaltung – Ausrichtung zum Himmel

SO FÜHREN SIE DAS ASANA AUS

- Stellen Sie Ihre Füße in der Mitte der Matte zusammen, sodass sich die großen Zehen berühren und die Fersen leicht geöffnet sind.
- Die einsetzende Einatmung führt Ihre ausgestreckten Arme nun fast wie von selbst über die Seite nach oben. Die Handflächen berühren sich in der Endhaltung über dem Kopf und die Arme sind weiterhin gestreckt.
- Ihr Blick folgt der Aufwärtsbewegung der Arme, wobei sich der Kopf leicht in den Nacken legen darf.
- Sie bündeln die in der Vollmondhaltung gesammelte Energie zwischen Ihren Händen wie einen kostbaren Schatz. Daher ist es wichtig, dass sich die gesamten Handinnenflächen bewusst berühren.
- Ihr Körper formt nach der Kreisform nun eine stetig emporstrebende Linie, die von den Füßen bis zu den Fingerspitzen reicht.
- Lag der Fokus zu Beginn des Mondgrußes noch auf der körperlichen Streckung, können Sie jetzt die energetische Aufrichtung im Inneren Ihres Körpers als Leitfaden für die Ausrichtung nehmen.

WORAUF SIE IHR BEWUSSTSEIN LENKEN KÖNNEN

- Sie verlassen die Tiefendimension des Raums und widmen sich ganz der Höhe, während Sie in die Haltung gehen.
- Erneut können Sie die Verbindung zwischen Himmel und Erde spüren. Mit beiden Füßen fest am Boden sind Sie kraftvoll geerdet. Und mit den Händen und dem Blick nach oben strecken Sie sich in das volle Potenzial Ihrer spirituellen Verbindung zum Himmel. Diese beiden Pole dürfen sich nun zur Ganzheit verbinden.
- Anders als zu Beginn des Mondgrußes können Sie die Linearität der Haltung nun um die Erfahrung der Weite bereichern, indem Sie bewusst in Verbindung mit der Vielfalt Ihres Rundseins bleiben, das Sie im Laufe der Sequenz erlebt haben.

Wann Sie diese Haltung variieren sollten

- *In der Schwangerschaft oder bei fragilem unteren Rücken wählen Sie bitte einen hüftbreiten Stand.*
- *Falls Ihr Nacken oder Ihre Schultern in der Streckung schmerzen, weil sie verspannt sind, beugen Sie die Arme leicht an und üben Sie sehr achtsam.*

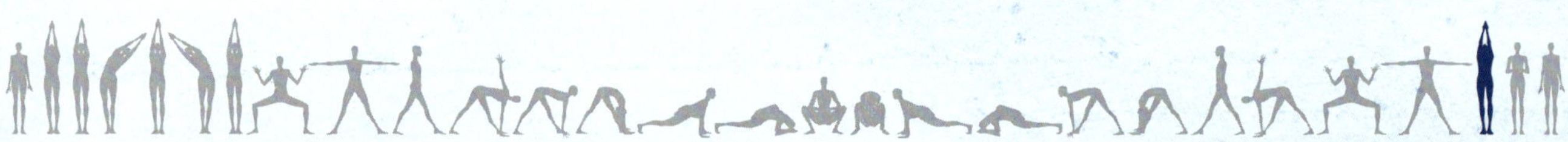

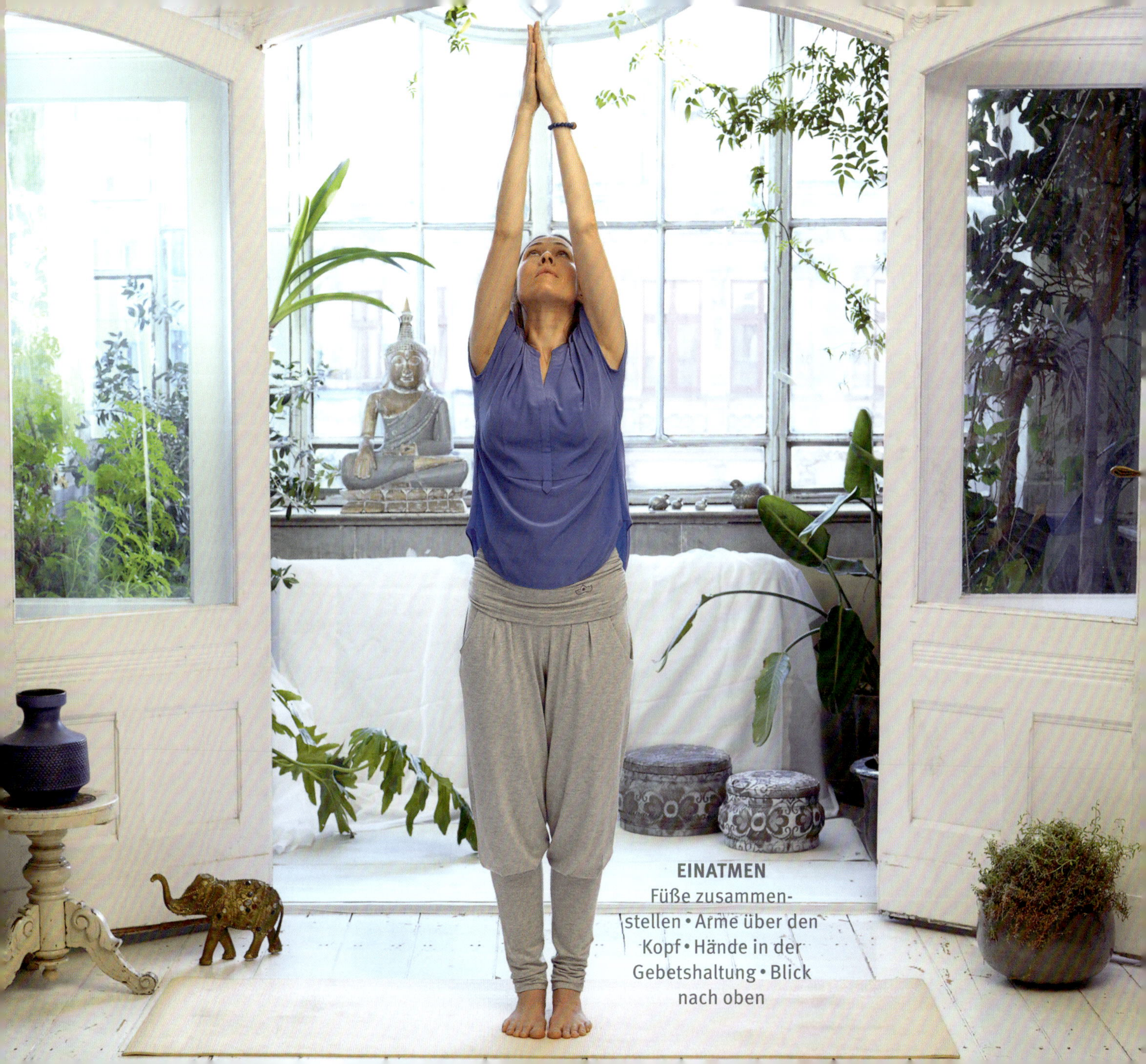

EINATMEN
Füße zusammenstellen • Arme über den Kopf • Hände in der Gebetshaltung • Blick nach oben

Pranamasana

Gebetshaltung

SO FÜHREN SIE DAS ASANA AUS

- Mit der nächsten Ausatmung lassen Sie die Arme und Hände zum Herzen sinken. Berühren Sie mit den Daumenrücken leicht das Brustbein.
- Ihre Finger zeigen nach oben und leicht nach vorn. Spreizen Sie sie ein wenig, sodass Sie die Auflageflächen der Finger beider Hände gut aufeinander spüren können.
- Beide Hände berühren sich mit gleichmäßigem Druck, damit Sie auf diese Weise Ihre linke und rechte Körperseite harmonisieren und dadurch Ihre Mitte besser spüren können.
- Der Kontakt der Daumenrücken mit dem Brustbein gibt einen energetischen Impuls, den Sie nutzen können, um Ihren Oberkörper noch einmal ganz bewusst aufzurichten und zu öffnen. Schieben Sie Ihren Herzraum weich nach vorn und legen Sie die Schulterblätter sanft an den Rücken.
- Ihren Blick richten Sie nach vorn und schließen dann eventuell die Augen.

WORAUF SIE IHR BEWUSSTSEIN LENKEN KÖNNEN

- Die Energie, die Sie zwischen den Händen spüren, führen Sie an der Körpervorderseite zum Herzen. Dort überträgt sich die Kraft auf Ihr Herz.
- Im Namen »Gebetshaltung« steckt der goldene Faden der Wahrnehmung. Führen Sie die Haltung als Gebet aus: Spüren Sie einerseits, wie sich Ihr Herzraum weit in Ihrem Inneren ausbreitet, um Ihren Herzenswunsch zu spüren. Dann öffnen Sie Ihr Herz nach außen, um diesen Wunsch als Gebet hinauszutragen und um Erfüllung zu bitten.

Wann Sie diese Haltung variieren sollten

- *Wenn Sie sich gerade emotional sehr verletzlich fühlen, halten Sie mit den Daumenrücken etwas Abstand zum Brustbein und wählen die Nähe zu Ihrem Herzen selbst.*

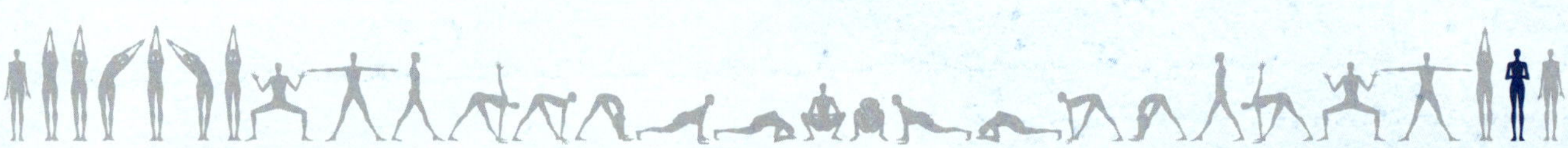

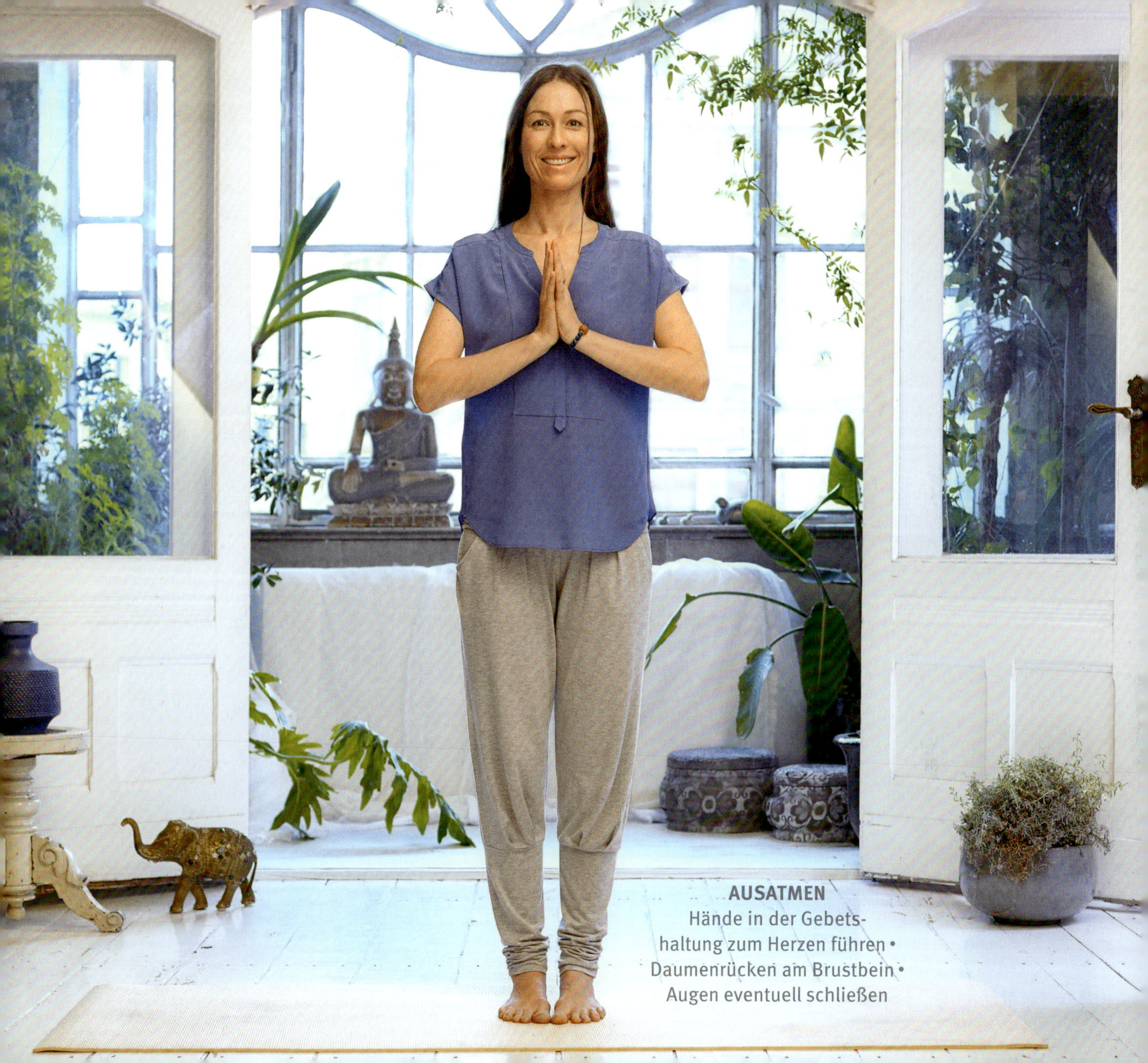

AUSATMEN
Hände in der Gebetshaltung zum Herzen führen • Daumenrücken am Brustbein • Augen eventuell schließen

Tadasana

Palmenhaltung – Ausrichtung zur Erde

SO FÜHREN SIE DAS ASANA AUS

- Weiter ausatmend lassen Sie Ihre Arme und Hände zum Becken sinken, wo Sie die Hände voneinander lösen und neben dem Körper nach unten strecken. Die Handflächen weisen nach vorn, die Finger sind aktiv gespreizt. Alle Finger streben nach unten in Richtung Boden, als würden sie der Erdanziehungskraft folgen.
- Spüren Sie zu Ihren Füßen hin und nehmen Sie die erdende Kraft des Bodens wahr, wie sie von unten in Ihre Füße strahlt und sich nach und nach in Ihrem ganzen Körper ausbreitet.
- Bringen Sie Ihre Aufmerksamkeit nun wie zum Beginn des Mondgrußes zum Punkt zwischen den Augenbrauen (Stirnchakra). Bei geschlossenen Augen können Sie hier wieder einen Mond visualisieren, der voll und klar am Himmel steht oder sich im Wasser spiegelt.
- Bleiben Sie so lange in der Palmenhaltung (eventuell mit geschlossenen Augen), wie Sie möchten, und lassen Sie den Atem ganz natürlich und gleichmäßig fließen.

WORAUF SIE IHR BEWUSSTSEIN LENKEN KÖNNEN

- Leiten Sie die Energie, die Sie zwischen Ihren Händen spüren, vom Herzen weiter zum Becken, indem Sie die Arme mit zusammengelegten Händen nach unten führen und hier erst öffnen.
- In dieser Abschlusshaltung verbinden Sie die drei Kräfte, die Sie während des Mondgrußes gesammelt haben: Erdung (besonders spürbar in den Füßen und im entspannten Unterleib), Weite (besonders spürbar im Herzraum) und Anbindung an die eigene Intuitionskraft (Augenbrauenzentrum).
- Wenn Sie sich entscheiden, vor dem Einsetzen der zweiten Runde für einige stille Momente in dieser Haltung zu verweilen, atmen Sie ganz natürlich und dennoch bewusst in diesem Kräftedreiklang aus Erdung, Weite und Anbindung: mit der Einatmung vom Unterleib über das Herz zum Augenbrauenzentrum und mit der Ausatmung wieder zurück. Führen Sie diese Atmung gleich einem sanften Wellengang durch Ihren Körper – gelenkt durch Ihre innere Mondkraft, die Sie nun erweckt haben.

Dann machen Sie die zweite Runde zur anderen Seite, indem Sie nun alles mit rechts beginnen.

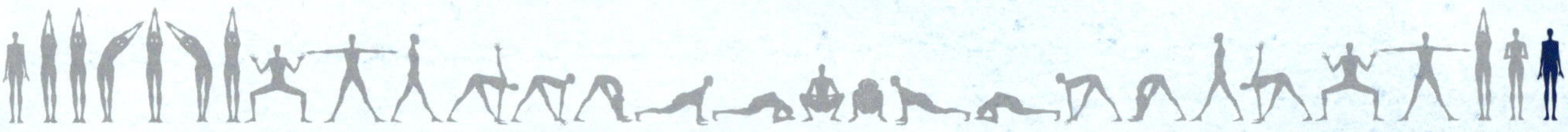

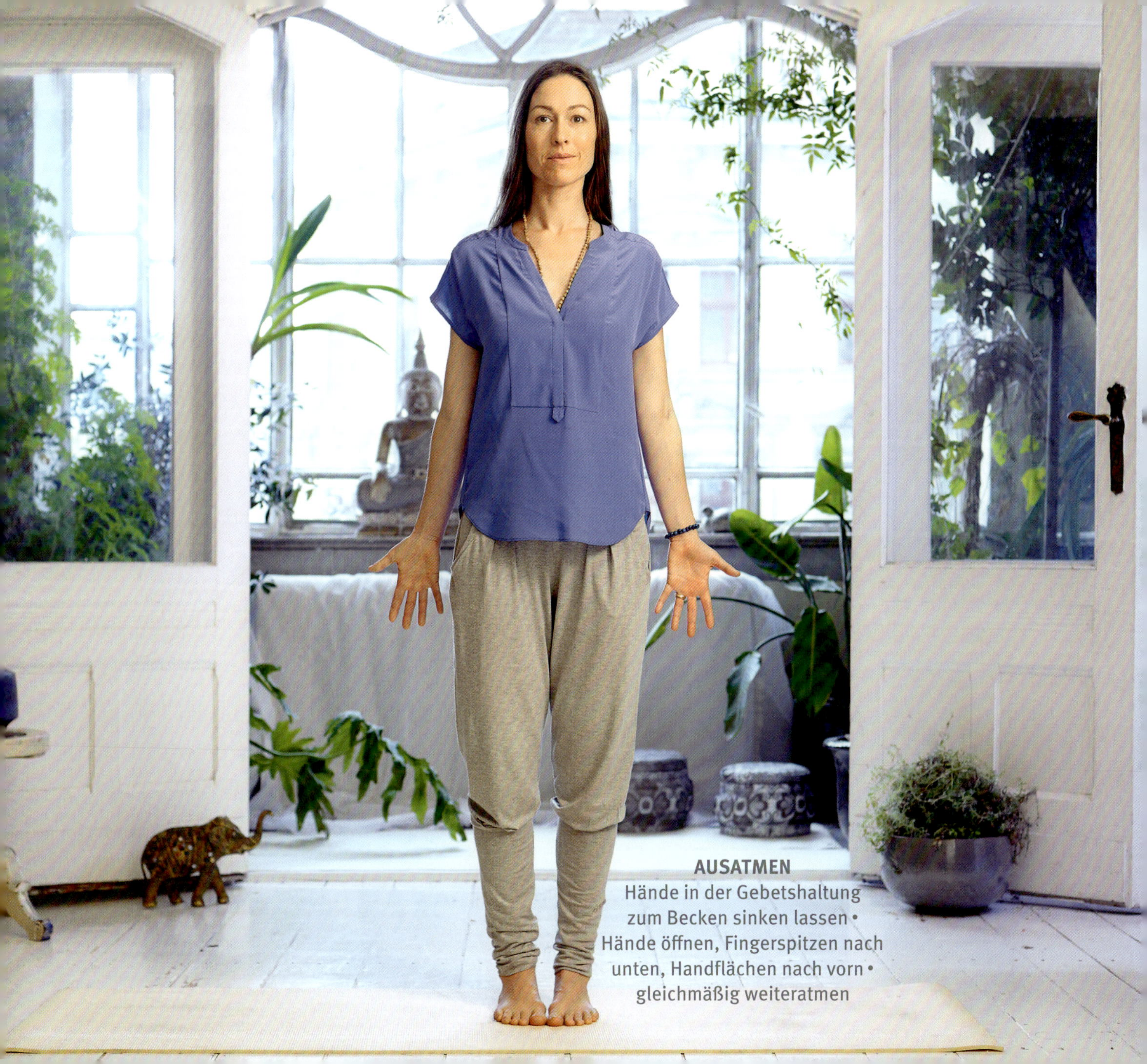

AUSATMEN
Hände in der Gebetshaltung zum Becken sinken lassen • Hände öffnen, Fingerspitzen nach unten, Handflächen nach vorn • gleichmäßig weiteratmen

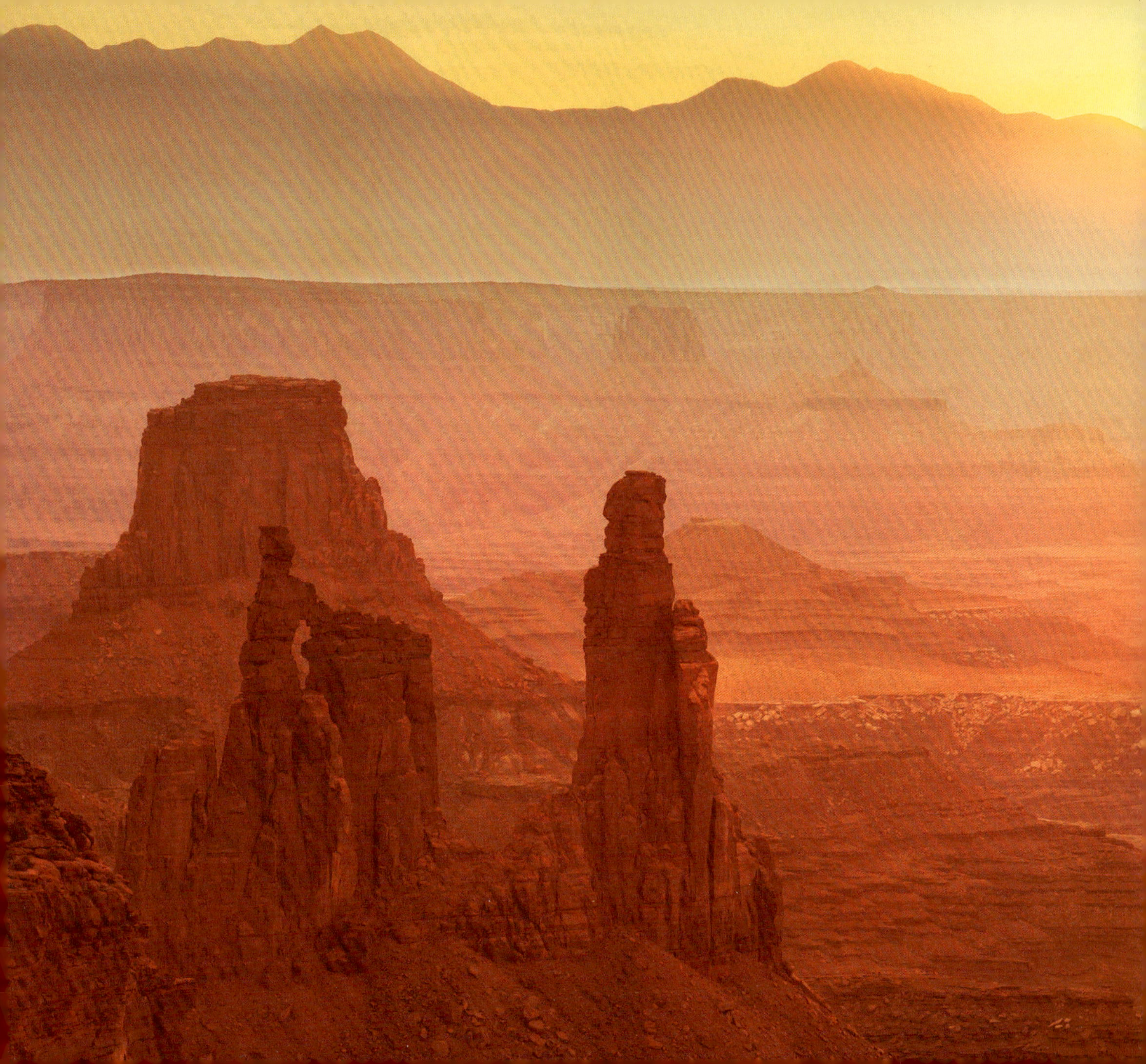

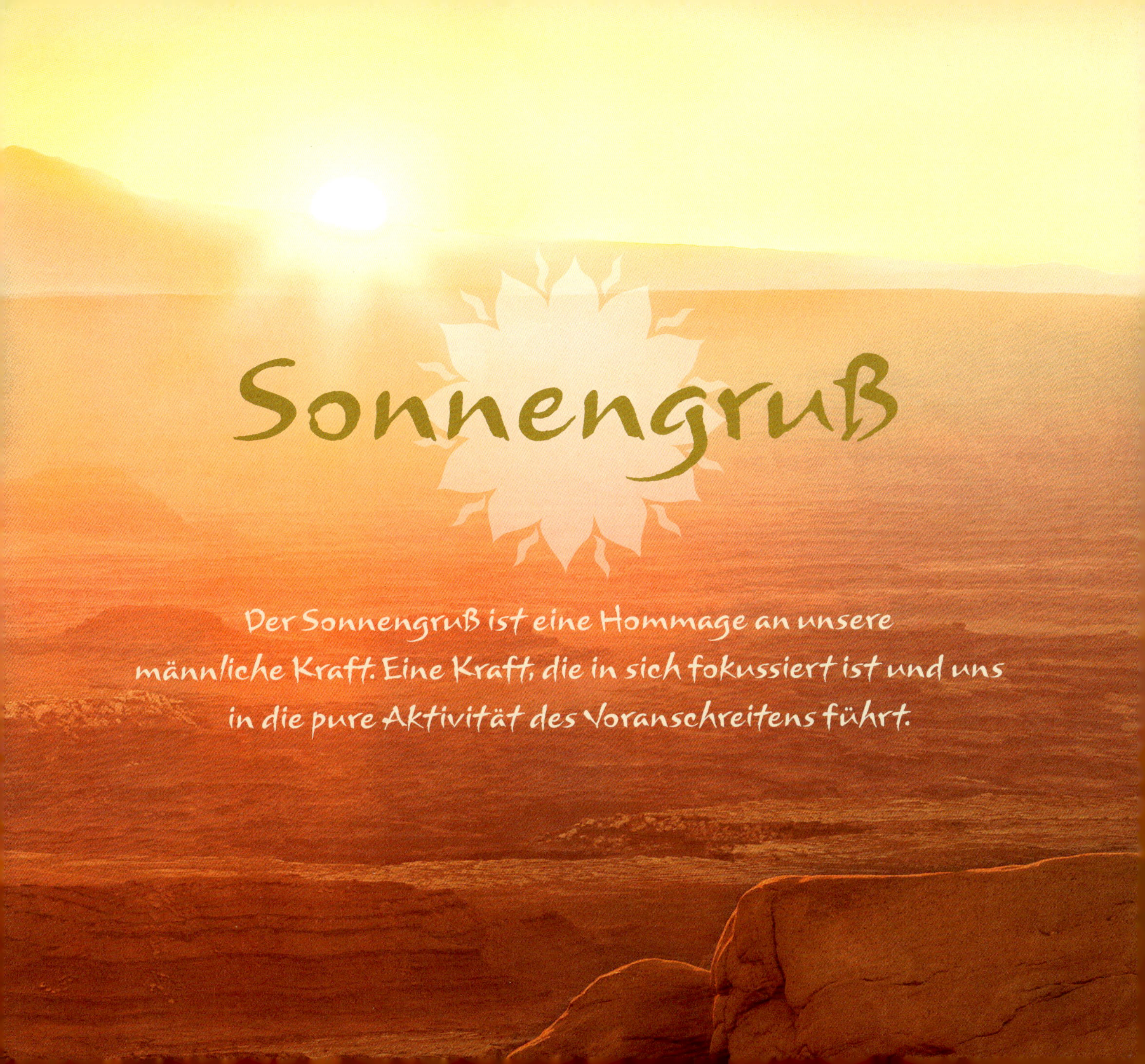

Sonnengruß

Der Sonnengruß ist eine Hommage an unsere männliche Kraft. Eine Kraft, die in sich fokussiert ist und uns in die pure Aktivität des Voranschreitens führt.

Tadasana

Palmenhaltung

SO FÜHREN SIE DAS ASANA AUS

- Stellen Sie sich an den vorderen Mattenrand. Ihre großen Zehen berühren sich und die Fersen sind leicht ausgestellt, sodass die Fußaußenkanten parallel zur Matte stehen. Heben Sie die Zehen an, fächern Sie sie weit auseinander und legen Sie sie wellenförmig von außen nach innen am Boden ab.
- Richten Sie den Oberkörper vom Becken her auf, indem Sie das Schambein nach innen bewegen, das Becken leicht nach vorn kippen und den Bauchnabel wahrnehmen. Schieben Sie das Brustbein nach vorn, sodass sich die Schulterblätter sanft an den Rücken legen.
- Lassen Sie Ihre Schultern von selbst mit der Aufrichtung mitwandern und sich dann wieder nach unten entspannen. Ihr Kopf befindet sich in Verlängerung der Wirbelsäule und Sie neigen das Kinn unmerklich zum Brustbein, sodass der Kronenpunkt (Kronenchakra) den höchsten Punkt bildet. Ihre Arme halten Sie in einer natürlichen Grundspannung neben dem Körper, die Handflächen leicht nach vorn gerichtet, die Finger gespreizt.
- Atmen Sie vom Becken nach oben zum Kronenpunkt ein – und vom Kronenpunkt zurück zum Becken aus. Atmen Sie so etwa drei- bis fünfmal.

WORAUF SIE IHR BEWUSSTSEIN LENKEN KÖNNEN

- Lenken Sie Ihre Wahrnehmung auf die Verbindung von Fußsohlen und Kronenpunkt. Spüren Sie, wie Sie mit dem Boden verwurzelt sind und gleichzeitig nach oben streben. Pendeln Sie sich energetisch immer mehr an dem Punkt ein, der zwischen diesen Polen steht, und sinken Sie ganz in diesen Punkt hinein, wo immer Sie ihn wahrnehmen.
- Es wird sich das wohlige Gefühl ausbreiten, dass es nicht darum geht, sich zwischen Leichtigkeit und Standfestigkeit zu entscheiden, sondern sich als verbindendes Element beider Aspekte zu spüren.

Wann Sie diese Haltung variieren sollten

- *Wenn Sie sich fragil im unteren Rücken fühlen oder schwanger sind, achten Sie besonders darauf, dass die Fersen wirklich ausgestellt sind – oder Sie stellen die Füße hüftgelenkbreit auseinander. Bewegen Sie das Schambein aktiv nach innen.*
- *Vielleicht möchten Sie das Gesäß leicht anspannen und den Bauchnabel leicht nach innen ziehen, um sich im unteren Rücken noch stabiler zu fühlen.*

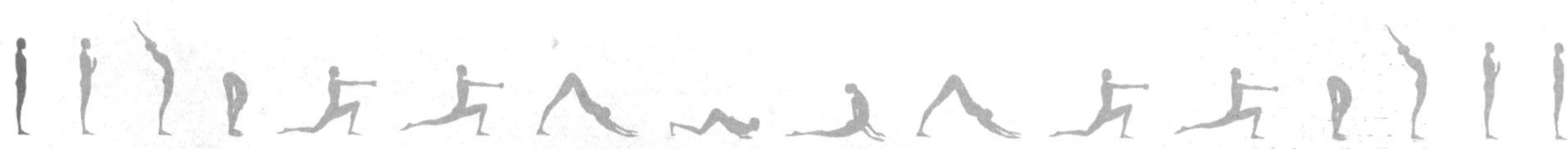

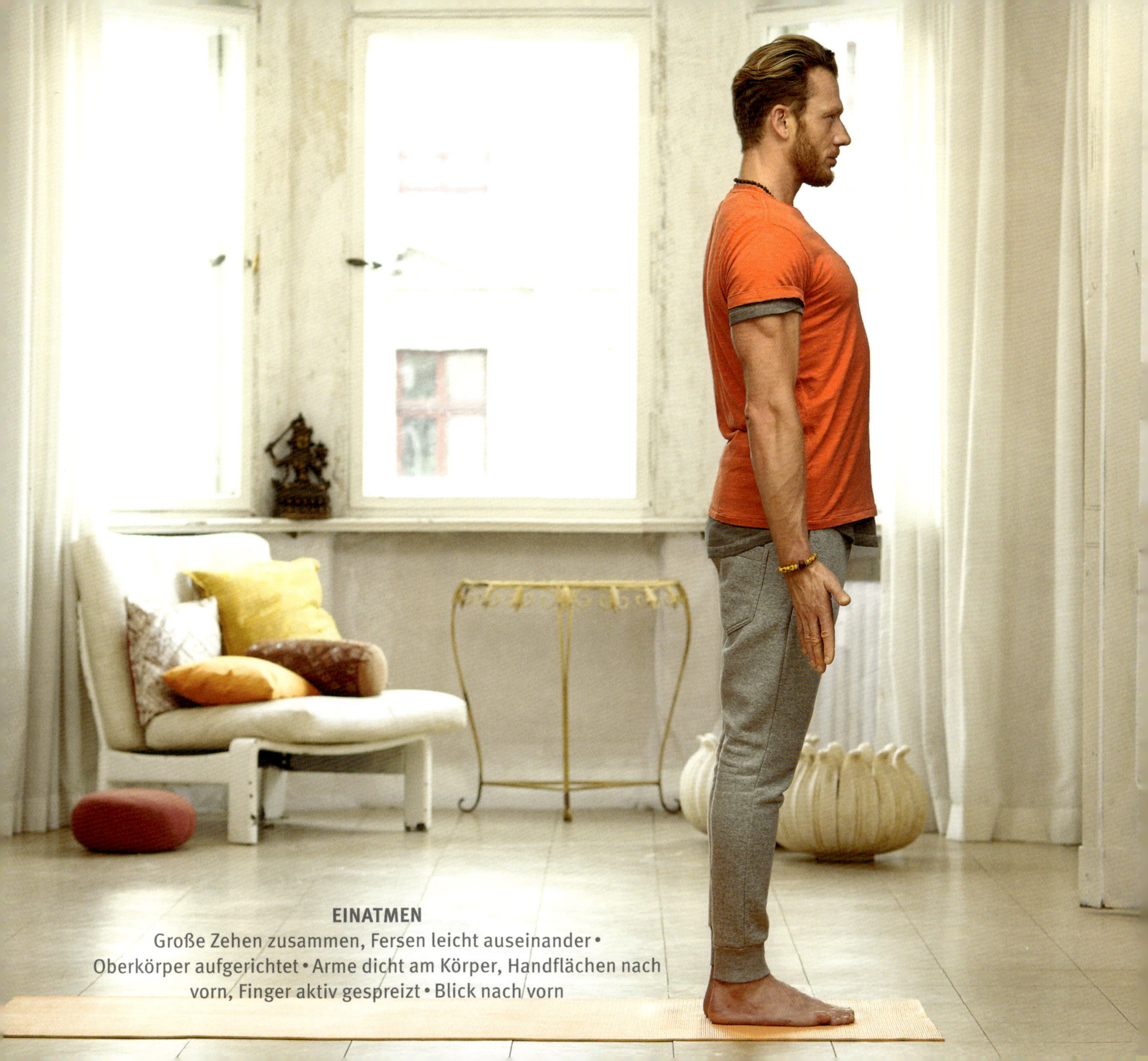

EINATMEN

Große Zehen zusammen, Fersen leicht auseinander • Oberkörper aufgerichtet • Arme dicht am Körper, Handflächen nach vorn, Finger aktiv gespreizt • Blick nach vorn

Pranamasana

Gebetshaltung

SO FÜHREN SIE DAS ASANA AUS

- Atmen Sie ruhig und kraftvoll aus und legen Sie die Hände in der Gebetshaltung vor dem Herzen zusammen: Führen Sie die rechte und die linke Handfläche gleichzeitig aufeinander zu, bis sie sich auf der Mittelachse Ihres Körpers vor dem Herzraum am Brustbein (Herzchakra) berühren.
- Achten Sie darauf, dass sich die Handinnenflächen weich aufeinanderlegen, und nehmen Sie wahr, wie sich Ihre linke und Ihre rechte Hand berühren.
- Die Finger sind etwas gespreizt, sodass Raum zwischen den einzelnen Fingern entsteht und sich die Berührung der Finger auf ihr Gegenstück der anderen Hand konzentriert. Sie zeigen nach oben und leicht nach vorn.
- Legen Sie Ihre Daumen sanft an das Brustbein und schieben Sie es ein Stück nach oben, sodass sich der Herzraum öffnen und an Weite gewinnen kann. Ihre Schulterblätter können sich wie von selbst an den Rücken legen, was Ihre Aufrichtung und Öffnung unterstützt.

WORAUF SIE IHR BEWUSSTSEIN LENKEN KÖNNEN

- Bevor Sie die linke und die rechte Hand zusammenlegen, nehmen Sie sich einen Moment, um in die linke und die rechte Kraft als zwei eigenständige Pole hineinzuspüren (linke Hand – weibliche Kraft, rechte Hand – männliche Kraft).
- Wenn sich die Handflächen aufeinander zubewegen, können Sie wahrnehmen, wie sich diese beiden Pole anziehen und sich im stillen Einvernehmen in der Mitte Ihrer selbst, vor dem spirituellen Herzen, treffen und verbinden.
- Lenken Sie Ihr Bewusstsein zu dem Punkt, an dem Ihre Daumen das Brustbein berühren, und widmen Sie Ihre ganze Aufmerksamkeit der Verschmelzung von Männlich und Weiblich im Herzraum.

Wann Sie diese Haltung variieren sollten

- Wenn Sie sich gerade emotional sehr verletzlich fühlen, halten Sie mit den Daumenrücken etwas Abstand zum Brustbein und wählen die Nähe zu Ihrem Herzen selbst.

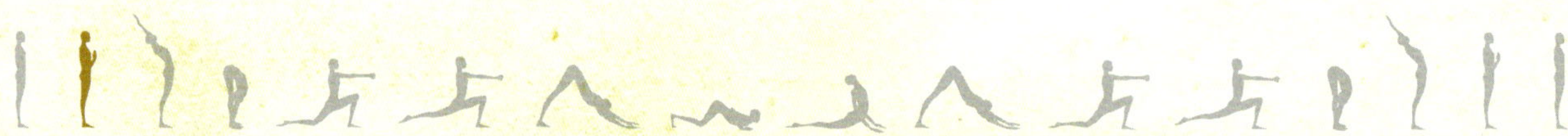

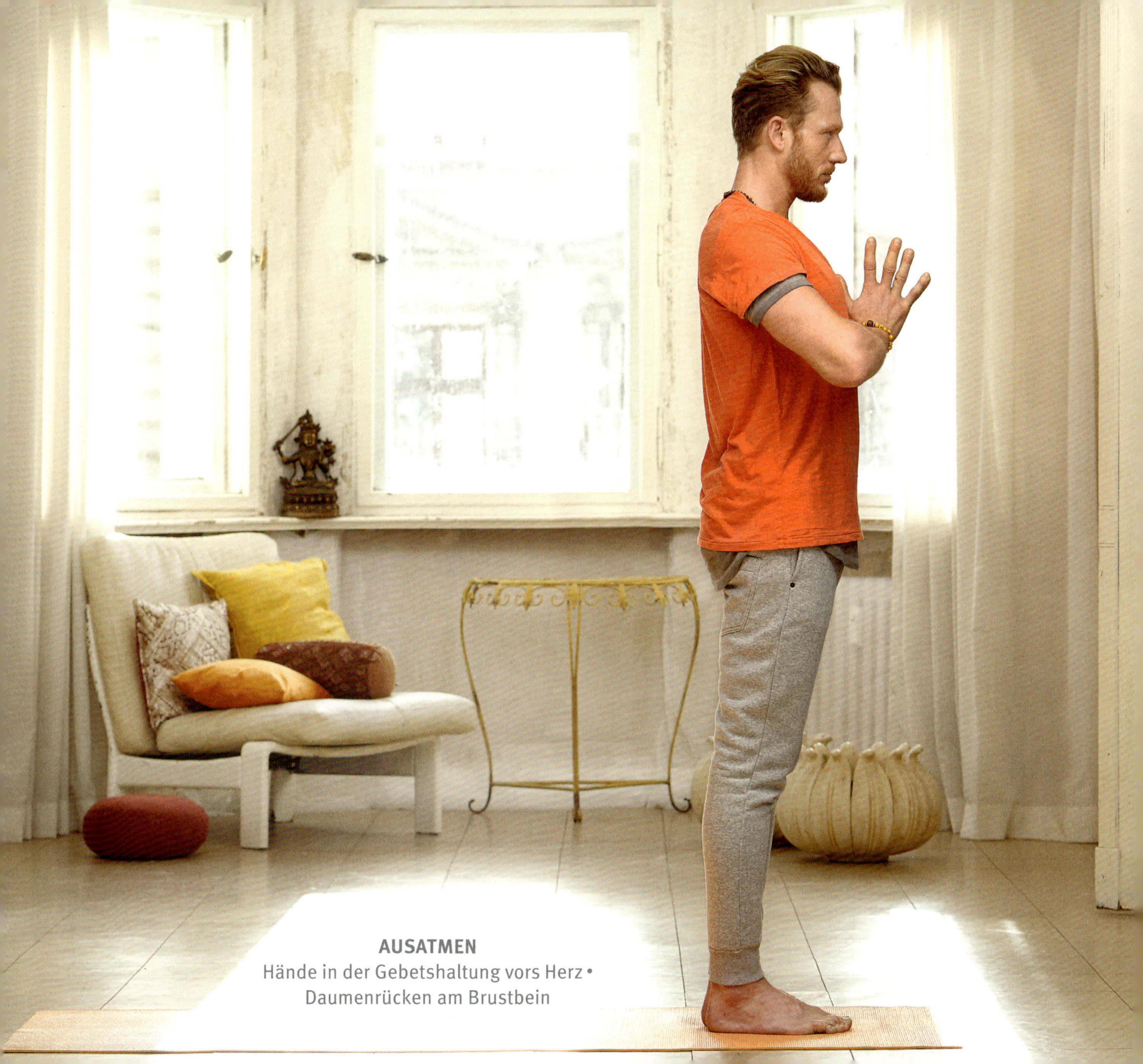

AUSATMEN
Hände in der Gebetshaltung vors Herz •
Daumenrücken am Brustbein

Hasta Utthanasana

Haltung mit gestreckten Armen

SO FÜHREN SIE DAS ASANA AUS

- Mit dem natürlichen Impuls der Einatmung beginnen Sie diese erste stehende Rückbeuge.
- Lassen Sie Ihre Arme nach unten neben den Oberkörper sinken, Ihre Handflächen richten sich nach hinten, die Arme sind leicht nach hinten gestreckt, sodass Sie ein wenig Schwung holen können.
- Führen Sie Ihre gestreckten Arme über unten und vorn, mit den Handflächen nach unten und dann nach vorn zeigend, nach oben und hinten in eine leichte Rückbeuge. Die Handgelenke winkeln sich von selbst nach hinten ab, wodurch sich die Handflächen leicht nach oben richten.
- Ihre Wirbelsäule schmiegt sich in den Halbkreis hinein, den die Arme als Form begonnen haben. Der Kopf vollzieht in Verlängerung der Wirbelsäule diese Beuge mit, indem Sie ihn leicht in den Nacken legen und der Blick sich nach oben orientiert.
- Finden Sie ein gutes Gleichgewicht zwischen Flexibilität und Stabilität. Dies gilt besonders für den Bereich der Lendenwirbelsäule. Spannen Sie das Gesäß leicht an, ziehen Sie das Schambein nach innen und oben und schieben Sie das Becken nach vorn – diese Stabilität wird Sie unterstützen, ganz in die Flexibilität der Haltung einzutauchen.

WORAUF SIE IHR BEWUSSTSEIN LENKEN KÖNNEN

- Während Sie Ihren Körper in die Haltung hineinbegleiten, schenken Sie Ihre Aufmerksamkeit der kraftvollen Geschmeidigkeit, die diese dynamische Übungsfolge kennzeichnet.
- Verbinden Sie in Ihrem Gewahrsein beide Aspekte: das Vorgeben einer Richtung und die Hingabe an diesen Weg.
- In der finalen Haltung bringen Sie Ihre Aufmerksamkeit zum Kehlkopf, der bei einer sehr starken Rückbeuge den höchsten Punkt der Haltung bilden würde. Sie können sich hier im Halschakra mit der Klarheit Ihres Handelns verbinden.

Wann Sie diese Haltung variieren sollten

- *Wenn Sie zu Beschwerden in der Lendenwirbelsäule neigen sowie in der Schwangerschaft sollte diese Haltung besonders achtsam ausgeführt und wie folgt variiert werden: Beugen Sie Ihre Knie leicht an, wenn Sie die Arme über vorn nach oben führen. Statt den Oberkörper nach hinten zu neigen, bleiben Sie aufrecht. Die Handgelenke können Sie abwinkeln und den Kopf leicht in den Nacken legen.*

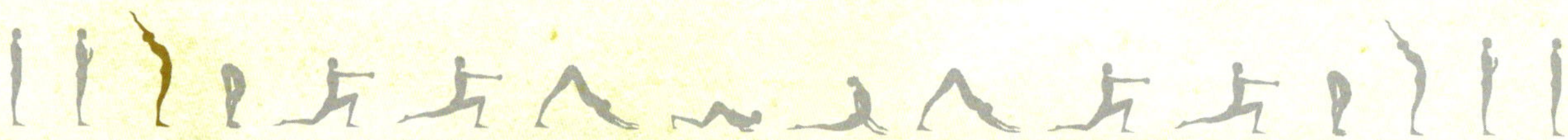

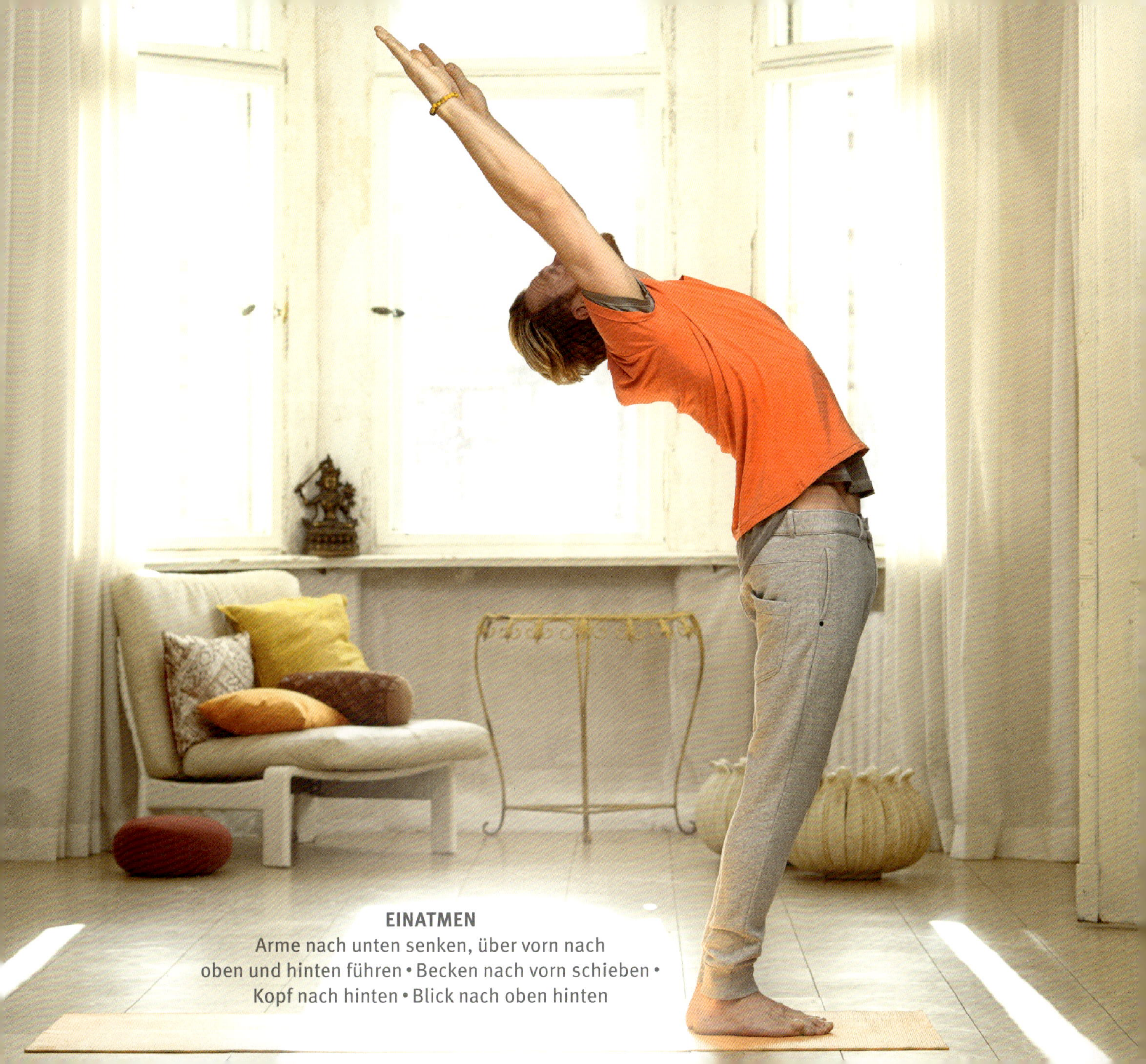

EINATMEN

Arme nach unten senken, über vorn nach oben und hinten führen • Becken nach vorn schieben • Kopf nach hinten • Blick nach oben hinten

Pada Hastasana

Hand-Fuß-Haltung

SO FÜHREN SIE DAS ASANA AUS

- Mit der einsetzenden Ausatmung am Ende der letzten Haltung beugen Sie den Oberkörper von den Hüften aus nach vorn und unten. Achten Sie dabei gut auf Ihren unteren Rücken: Sie können ihn unterstützen, indem Sie die leichte Anspannung im Gesäß und im angehobenen Schambein (Seite 78) so lange beibehalten, bis Sie über den Punkt der Aufrichtung hinaus sind und beginnen, sich nach unten zu beugen.
- Die Arme bleiben gestreckt und gehen über vorn nach unten in Richtung Boden.
- Setzen Sie, wenn möglich, die Handflächen oder die Fingerspitzen neben den Füßen am Boden auf, sodass die Fingerkuppen mit den Zehenspitzen eine Linie bilden.
- Lassen Sie den Kopf ganz sinken und berühren Sie mit der Stirn die Knie, die Sie so weit wie nötig anbeugen dürfen.
- Ihr Oberkörper sinkt mithilfe der Schwerkraft immer weiter nach unten und Sie nehmen ihn immer dichter an die Beine heran.

WORAUF SIE IHR BEWUSSTSEIN LENKEN KÖNNEN

- Spüren Sie, wie der zuvor »höchste Punkt« am Kehlkopf (Seite 78) sich nach unten senkt und das Steißbein den Platz ganz oben einnimmt. Richten Sie das Steißbein immer weiter nach oben, und lassen Sie Ihren Kopf und damit die Gedanken immer weiter los.
- Am Punkt des Steißbeins können Sie ganz ins Spüren kommen, in Ihre Gefühlswelt jenseits des Denkens eintauchen. Als Bild hierfür könnte fließendes Wasser, Wellen oder Meerestiefe passen.
- Nehmen Sie die Verbindung zwischen Oberkörper und Beinen wahr – als ob Sie sich ganz innig umarmen würden.

Wann Sie diese Haltung variieren sollten

- *In der Schwangerschaft, bei Übergewicht oder bei fragilem unteren Rücken sollten Sie Ihre Füße hüftgelenkbreit stellen (Seite 74).*
- *Gehen Sie nur so weit in die Vorbeuge, wie es sich gut anfühlt. Sie können die Hände auf die Oberschenkel stützen, statt sie auf den Boden zu legen.*
- *Bei Bluthochdruck lassen Sie den Kopf gehoben.*

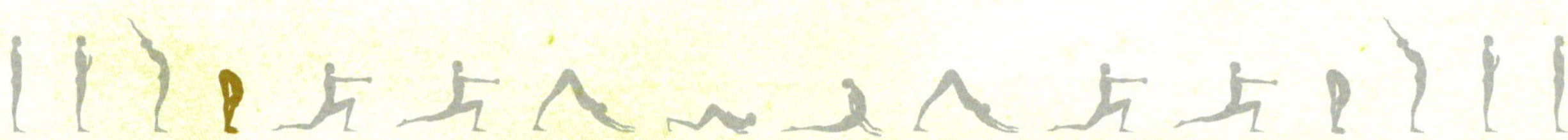

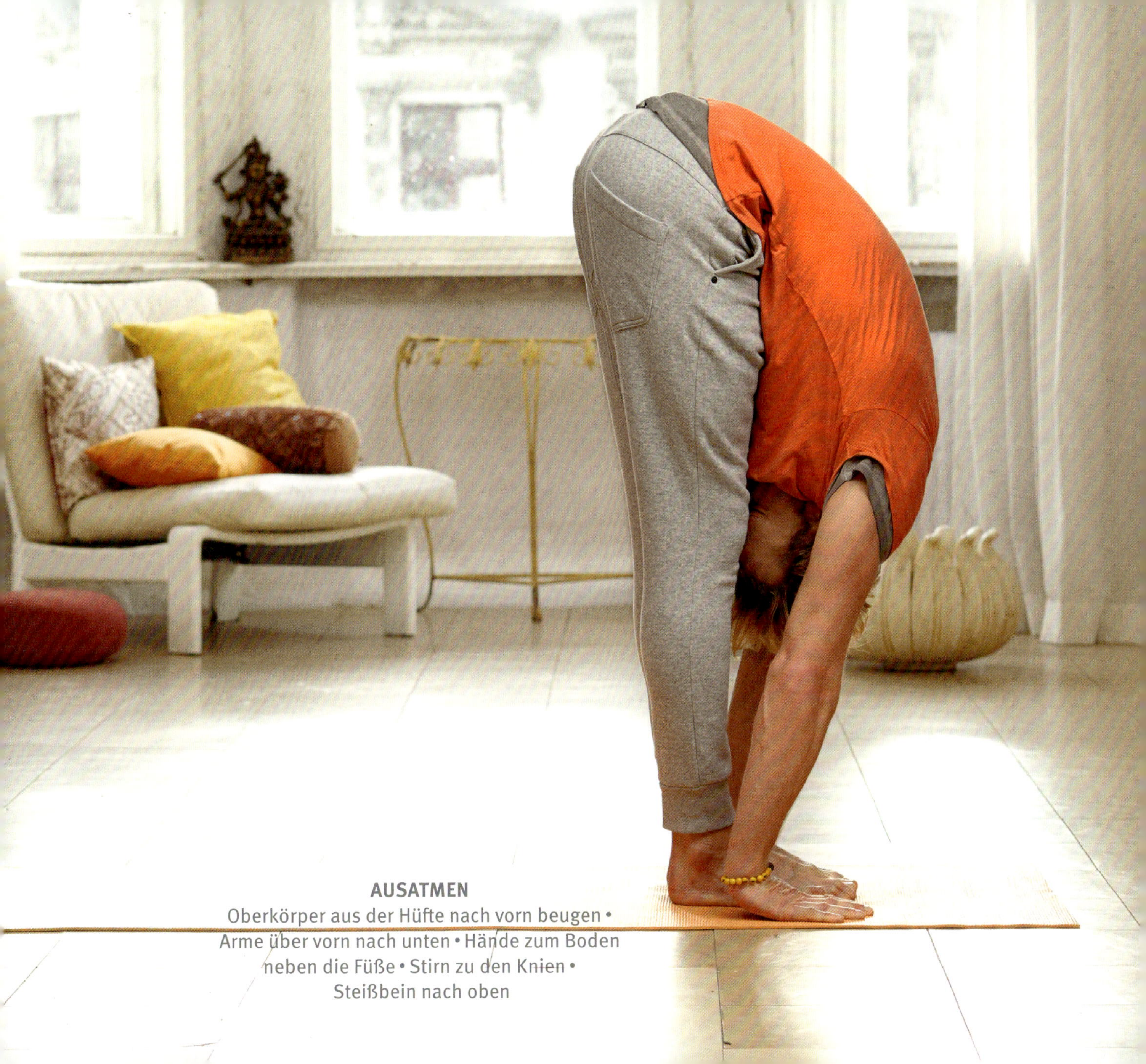

AUSATMEN

Oberkörper aus der Hüfte nach vorn beugen • Arme über vorn nach unten • Hände zum Boden neben die Füße • Stirn zu den Knien • Steißbein nach oben

Ashwa Sanchalanasana

Reiterhaltung

SO FÜHREN SIE DAS ASANA AUS

- Mit der Einatmung schauen Sie nach vorn unten und machen mit dem linken Fuß einen weiten Schritt nach hinten. Stellen Sie die Zehen auf und lassen Sie dann das Knie zum Boden sinken. Ihr Blick bleibt klar nach vorn gerichtet.
- Der rechte Oberschenkel ist parallel zum Boden und im rechten Winkel zum Unterschenkel. Das Knie befindet sich über dem Fußgelenk.
- Richten Sie Ihren Oberkörper auf, sodass er sich senkrecht über dem Becken erhebt.
- Machen Sie mit beiden Händen Fäuste. Strecken Sie den rechten Arm auf Brusthöhe nach vorn aus und bringen Sie dann die rechte Schulter, die sich nach vorn mitbewegt hat, wieder parallel zur rechten Hüfte.
- Legen Sie die linke Faust entschieden auf den Bauchnabel und richten Sie den Ellenbogen zur linken Seite aus.
- Schauen Sie ganz fokussiert nach vorn.

WORAUF SIE IHR BEWUSSTSEIN LENKEN KÖNNEN

- In dieser Haltung gibt es zwei Bewusstseinsregionen: den Bauch (Nabelchakra) und den Punkt zwischen den Augenbrauen (Stirnchakra).
- Spüren Sie das Pulsieren am Bauchnabel und die hier wohnende Schaffenskraft, die das Gefühl von Lebendigkeit freisetzt.
- Halten Sie dieses Gefühl von körperlicher Kraft bei, wenn Sie Ihre Aufmerksamkeit auf Ihr Augenbrauenzentrum und den Blick nach vorn richten. Sie können hier ganz klar und eindimensional werden, als hätten Sie nur ein Ziel vor Augen.

Wann Sie diese Haltung variieren sollten

- *Falls Ihre Knie empfindlich sind, können Sie an die Stelle, wo das Knie den Boden berührt, ein Handtuch oder eine Decke als Polster unterlegen.*
- *Fühlen sich die Hüften unangenehm eng an in der Haltung, verkleinern Sie einfach den Schritt und bringen das linke Knie weiter nach vorn.*
- *In der Schwangerschaft oder bei Übergewicht können Sie diesen Ausfallschritt stehend praktizieren – beugen Sie dabei nur das vordere Knie leicht an.*

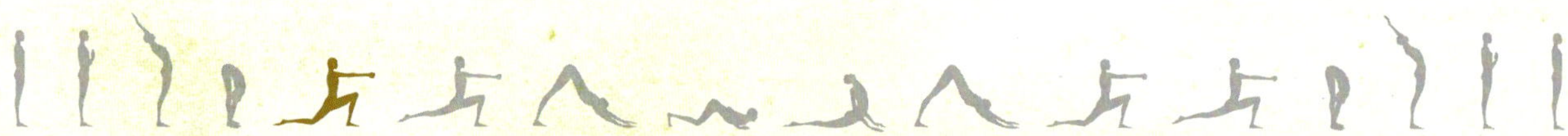

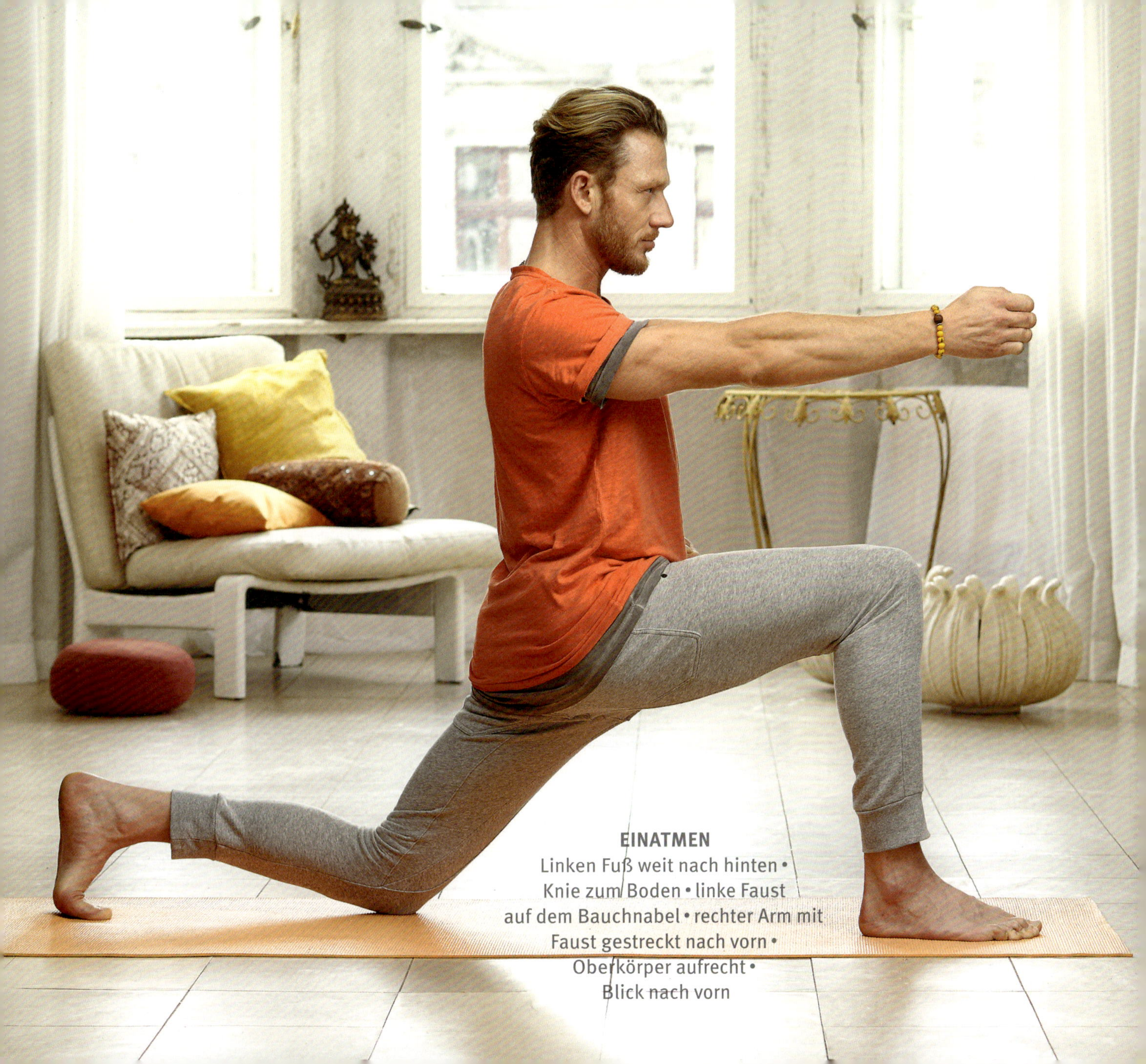

EINATMEN

Linken Fuß weit nach hinten • Knie zum Boden • linke Faust auf dem Bauchnabel • rechter Arm mit Faust gestreckt nach vorn • Oberkörper aufrecht • Blick nach vorn

Ashwa Sanchalanasana

Reiterhaltung gehoben

SO FÜHREN SIE DAS ASANA AUS

- Sind Sie vollends in der Reiterhaltung angekommen, halten Sie den Einatem an. Strecken Sie die linke Ferse nach hinten, sodass sich das linke Knie vom Boden hebt und das gesamte Bein streckt.
- Achten Sie darauf, dass sich Ihr Oberkörper kaum bewegt, sondern dass Sie aus der Kraft des Unterleibs und des Unterbauchs heraus das hintere Bein strecken und sich dadurch grazil und anmutig in die Position heben.
- Bleiben Sie in dieser Stellung nur so lange, wie Sie den Einatem bequem einbehalten können, ohne dabei in Atemnot zu geraten.
- Diese Haltung wird kürzer ausgeführt als die Haltungen mit aktiver Ein- oder Ausatmung. Sie ist mehr eine Zäsur, die sich aus der vorherigen Haltung ergibt.

WORAUF SIE IHR BEWUSSTSEIN LENKEN KÖNNEN

- Wenn Sie die Ferse und das gesamte hintere Bein strecken, können Sie in die Dehnung der Unterleibsorgane hineinspüren und die Muskelkraft im Unterbauch nutzen, um die Position zu halten.
- Seien Sie sich der gehaltenen Einatmung bewusst und nehmen Sie die kraftvolle Stille dieser Atemtechnik wahr.
- In dieser Atemstille können Sie ohne Ablenkung durch den Atem in Ihre Präsenz hineingehen und spüren, wie der eingehaltene Atem dafür sorgt, dass sich diese Präsenz in Ihrem ganzen Körper ausbreitet.
- Schauen Sie, dass Sie beide Bewusstseinszentren – Nabelchakra/Unterleib und Stirnchakra/Augenbrauenzentrum – gleichermaßen spüren, auch wenn die Anstrengung versucht, Sie abzulenken.

Wann Sie diese Haltung variieren sollten

- *In der Schwangerschaft, bei sehr instabilen Fuß- oder Kniegelenken oder bei akuten Erschöpfungszuständen ist diese Haltung nicht zu empfehlen. Bleiben Sie gegebenenfalls stattdessen einfach für einen Moment in der vorherigen Haltung und in der Atemstille. Schwangere atmen ruhig einmal aus und ein.*

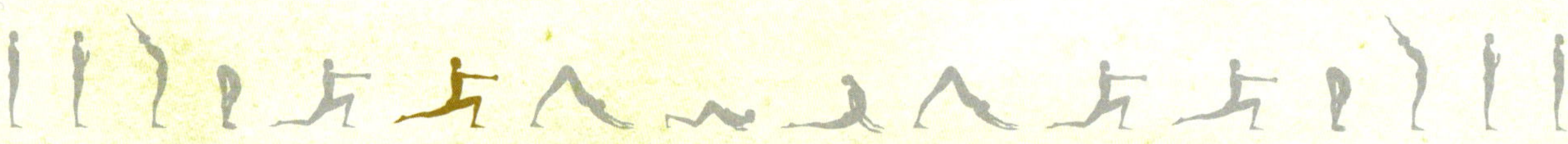

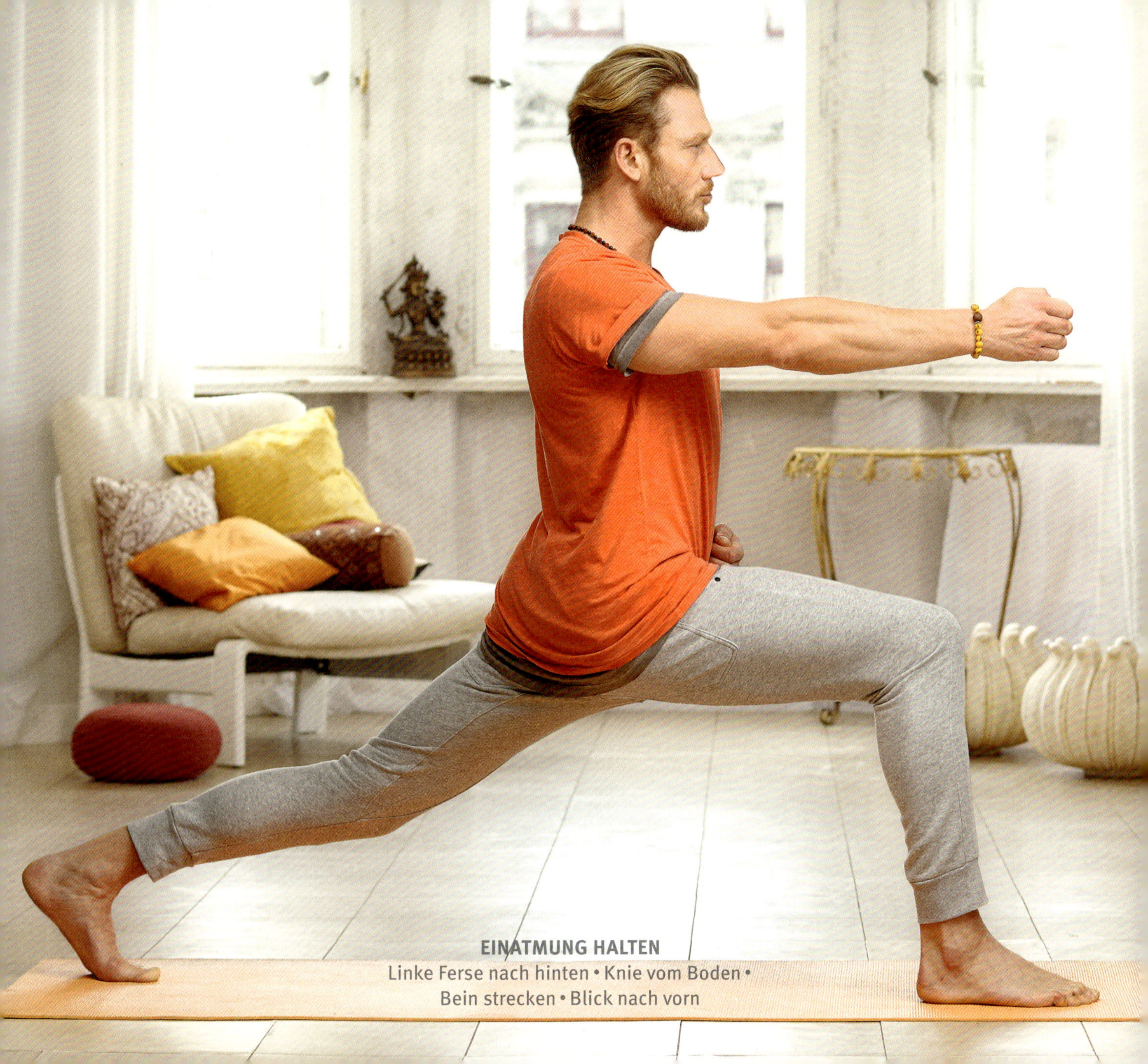

EINATMUNG HALTEN
Linke Ferse nach hinten • Knie vom Boden • Bein strecken • Blick nach vorn

Parvatasana

Berghaltung

SO FÜHREN SIE DAS ASANA AUS

- Mit der Ausatmung senken Sie den Oberkörper nach vorn unten und legen die Handflächen rechts und links vom vorderen Fuß auf dem Boden auf.
- Stellen Sie den rechten Fuß nach hinten neben den linken. Die Füße stehen dicht nebeneinander, sodass sich die großen Zehen berühren.
- Strecken Sie die Beine und lassen Sie die Fersen aktiv in Richtung Boden sinken.
- Das Gesäß drücken Sie nach oben zum Himmel, indem Sie sich aus den Händen und Armen nach hinten schieben.
- Spreizen Sie die Finger gleichmäßig auseinander und halten Sie mit den gesamten Handflächen Kontakt zum Boden.
- Bewegen Sie das Brustbein aktiv nach unten und leicht nach vorn. Nehmen Sie das Kinn in Richtung Brust. Der Rücken darf sich leicht runden. Anders als in der ähnlichen Yogahaltung des nach unten schauenden Hundes liegt der Fokus hier auf einem leicht und organisch gerundeten Rücken, sodass sich das Kinn ans Brustbein legen kann und das Halschakra aktiviert wird.

WORAUF SIE IHR BEWUSSTSEIN LENKEN KÖNNEN

- Wenn Sie das Kinn ans Brustbein legen, können Sie spüren, wie Ihr Kommunikationszentrum, das Halschakra, angeregt wird. Der scheinbare »Verschluss« im Hals sorgt für eine Bündelung der Ausdruckskraft.
- Sie können wahrnehmen, wie sich Ihre Fähigkeit, sich auszudrücken, hier zunächst aufbaut – und in der nächsten Haltung entfalten kann.

Wann Sie diese Haltung variieren sollten

- *In der Schwangerschaft oder bei Übergewicht können Sie für den Übergang von der Reiterhaltung zur Berghaltung beide Hände neben die Innenseite des vorderen Fußes stellen, statt das Bein zwischen die Hände zu nehmen.*
- *In der Schwangerschaft, bei Übergewicht oder Rückenproblemen empfiehlt es sich, die Füße hüftgelenkbreit zu stellen und die Knie leicht zu beugen.*
- *Bei Bluthochdruck heben Sie den Kopf leicht an und blicken nach vorn unten, damit er sich über dem Herzen befindet und das Blut nicht in den Kopf schießen kann.*

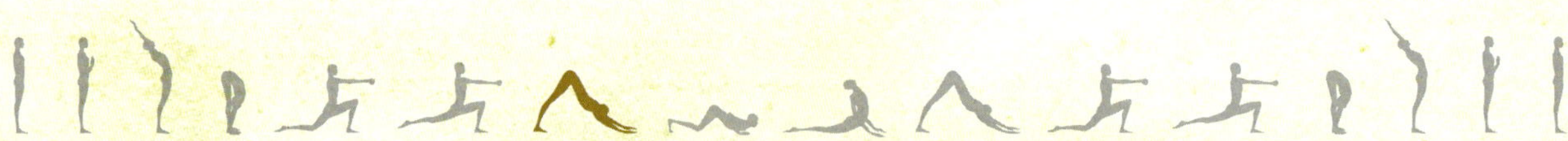

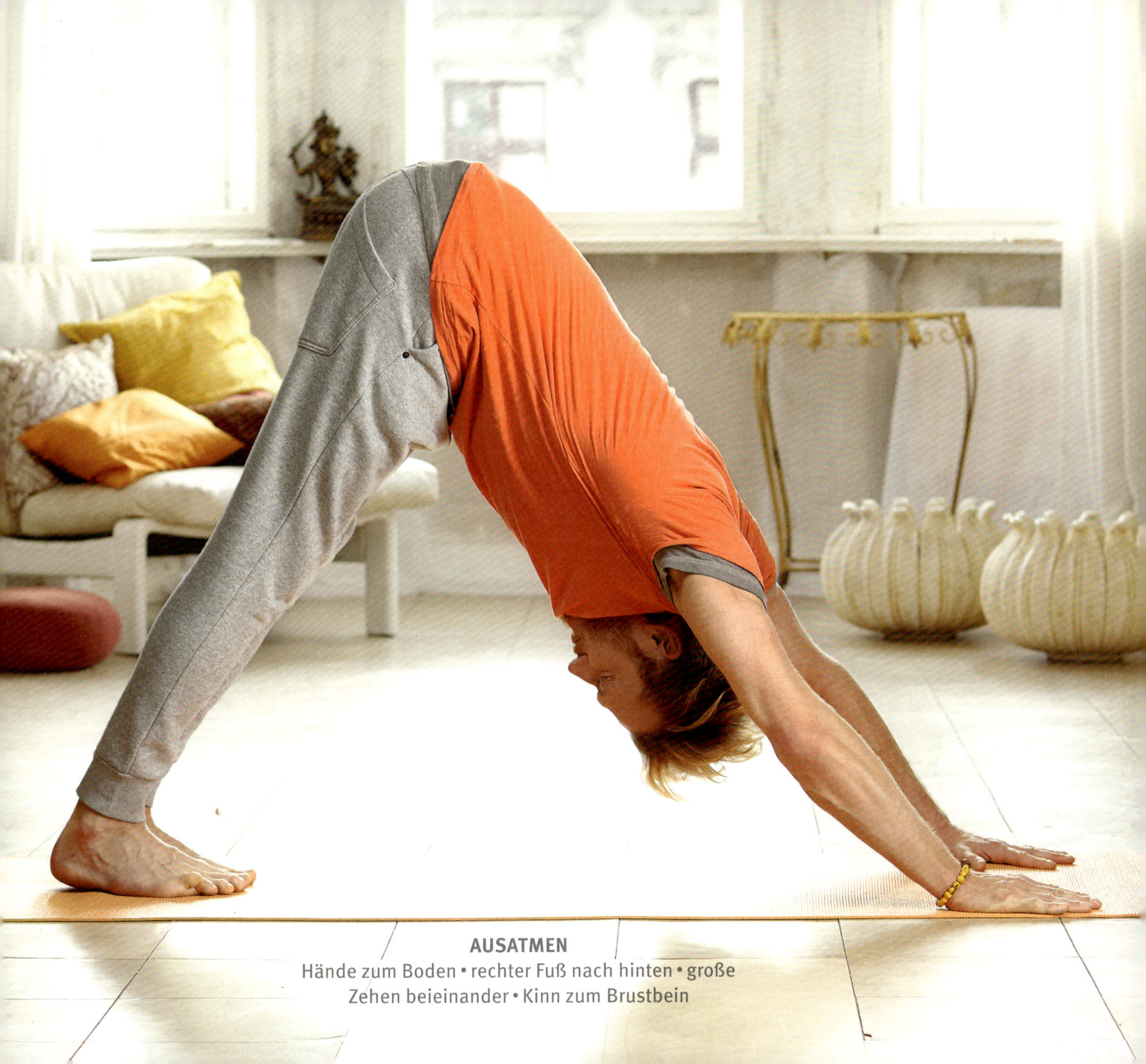

AUSATMEN

Hände zum Boden • rechter Fuß nach hinten • große Zehen beieinander • Kinn zum Brustbein

Ashtanga Namaskar

Grußhaltung mit acht Punkten

SO FÜHREN SIE DAS ASANA AUS

- Nachdem Sie in der letzten Haltung vollständig ausgeatmet haben, bleiben Sie jetzt wieder in der Atemstille.
- Setzen Sie die Knie geschlossen auf dem Boden ab und achten Sie darauf, dass Ihre Zehen weiterhin aufgestellt bleiben.
- Verlagern Sie das Gewicht auf die Hände, bringen Sie das Brustbein zwischen den Händen zum Boden und legen Sie abschließend das Kinn vor sich ab. Der Kopf ist dadurch leicht in den Nacken geneigt und der Blick geht nach vorn und unten.
- Die Ellenbogen bleiben dicht am Körper und zeigen nach hinten. Die Beine sind die ganze Zeit über geschlossen.
- In der Endhaltung befinden sich acht Punkte des Körpers in direktem Kontakt mit dem Boden: beide Zehen, beide Knie, beide Handflächen, Brustbein und Kinn. Das Gesäß befindet sich in der Luft.

WORAUF SIE IHR BEWUSSTSEIN LENKEN KÖNNEN

- Wenn Sie sich mit der Haltung vertraut fühlen, können Sie die Aufmerksamkeit auf das Nabelzentrum (Nabelchakra) richten.
- Sie werden dann spüren, wie kraftvoll und lebendig sich Ihr Körper anfühlt und wie das durch die gehaltene Ausatmung noch verstärkt wird. Solange das Atemhalten noch ungewohnt ist, kann sich dieses innere Feuer allerdings statt lebendig auch unangenehm aggressiv anfühlen. Mit der Zeit wird es Ihnen gelingen, Ihr Bewusstsein auf die kraftspendende Qualität dieses inneren Feuers zu lenken.

Wann Sie diese Haltung variieren sollten

- *Wenn Sie schwanger sind, akute Beschwerden im unteren Rücken haben oder in dieser Position Schmerzen empfinden, sollten Sie nicht in diese Haltung gehen. Stattdessen können Sie sich in den Vierfüßlerstand auf Hände und Knie begeben und ebenfalls den Ausatem anhalten. Schwangere atmen jedoch gleichmäßig weiter.*

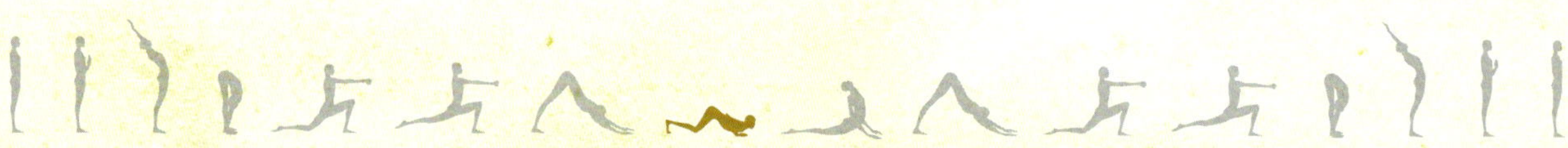

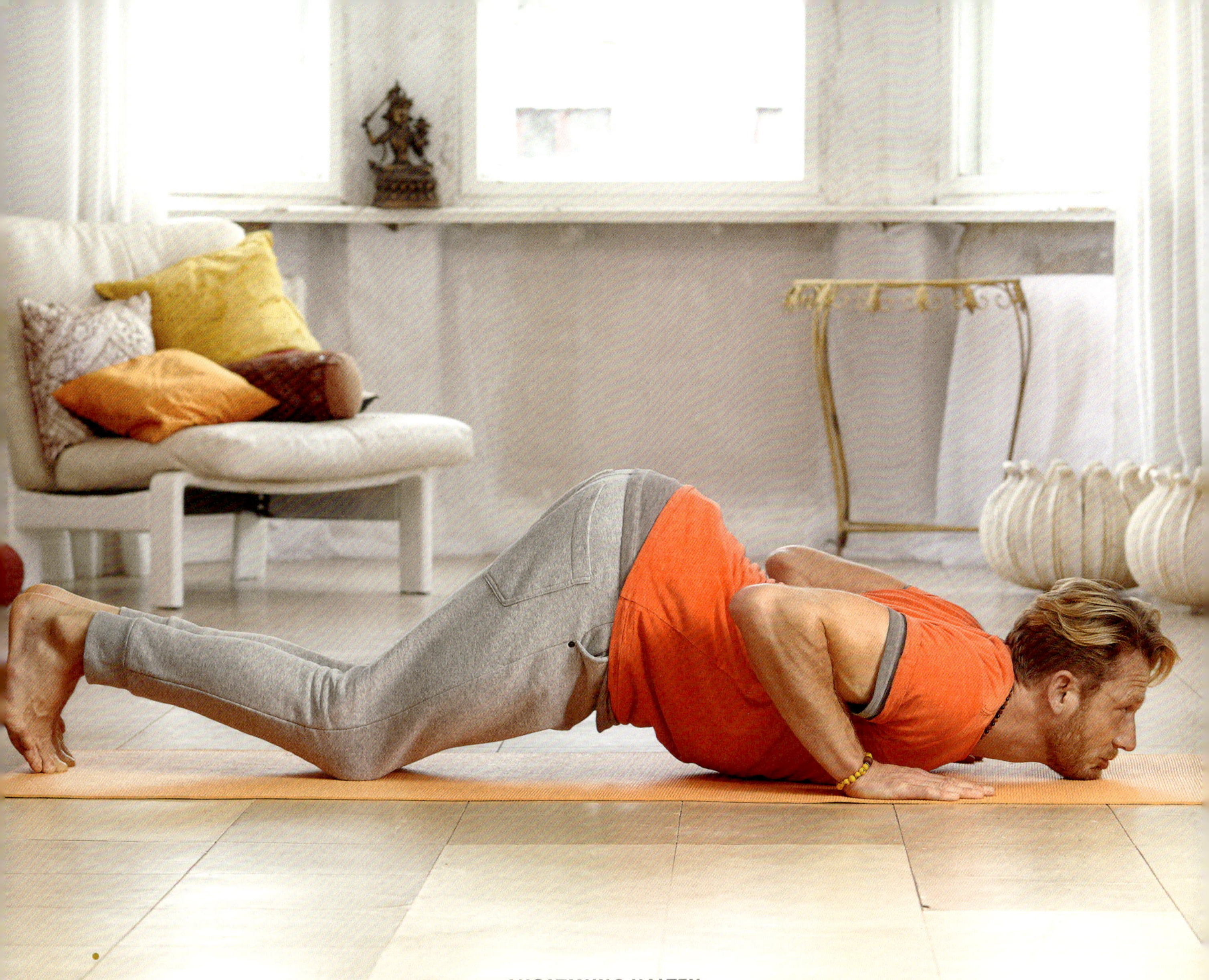

AUSATMUNG HALTEN

Knie, Brustbein, Kinn zum Boden • Zehen aufgestellt • Gesäß in der Luft • Arme dicht am Körper, Ellenbogen nach hinten

Bhujangasana

Kobrahaltung

SO FÜHREN SIE DAS ASANA AUS

- Mit der Einatmung lassen Sie das Becken sanft zum Boden sinken.
- Schieben Sie den Oberkörper durch Ihre Arme, indem Sie das Brustbein nach vorn und oben schieben und die Ellenbogen dicht am Körper lassen.
- Drücken Sie das Schambein fest in den Boden und geben Sie Gewicht auf die Hände, um den Oberkörper nach hinten zu wölben.
- Legen Sie den Kopf leicht in den Nacken und schauen Sie nach oben und hinten. Spannen Sie das Gesäß etwas an, um sich im unteren Rücken zu unterstützen.
- Strecken Sie die Arme so weit, wie es die Flexibilität Ihrer Wirbelsäule zulässt, und so, dass das Schambein noch am Boden bleiben kann und sich der Bauchnabel maximal 15 Zentimeter vom Boden entfernt.
- Entspannen Sie die Schultern zum Boden hin und nehmen Sie die ganze Kraft aus der Geschmeidigkeit Ihrer Muskeln.

WORAUF SIE IHR BEWUSSTSEIN LENKEN KÖNNEN

- Wenn Sie sich in der Haltung wohlfühlen, richten Sie Ihr Bewusstsein auf den Kontakt von Schambein und Boden und auf das Steißbein, das der Mitspieler des Schambeins ist – der eine vorn, der andere hinten am Becken.
- Wenn Sie diese Punkte körperlich spüren, können Sie wahrnehmen, welche Empfindungen dieser Bereich auslöst. Vielleicht spüren Sie Blockaden im Unterleib oder beobachten, wie sie sich lösen. Die Haltung lässt Sie innere Spannung und Anspannung aufspüren und auflösen und einen geschmeidigen Zugang zu sich und Ihrer Sinnlichkeit finden.

Wann Sie diese Haltung variieren sollten

- *Wichtig ist, dass Sie je nach Flexibilität und Konstitution Ihrer Wirbelsäule selbst wählen, wie intensiv Sie Ihren Oberkörper wölben und aufrichten.*
- *In der Schwangerschaft ist diese Haltung gefährlich und bei Übergewicht vielleicht unangenehm. Ausgehend von der Variation Seite 88 im Vierfüßlerstand kippen Sie Ihr Becken nach oben, lassen den Bauch sinken und legen den Kopf in den Nacken.*

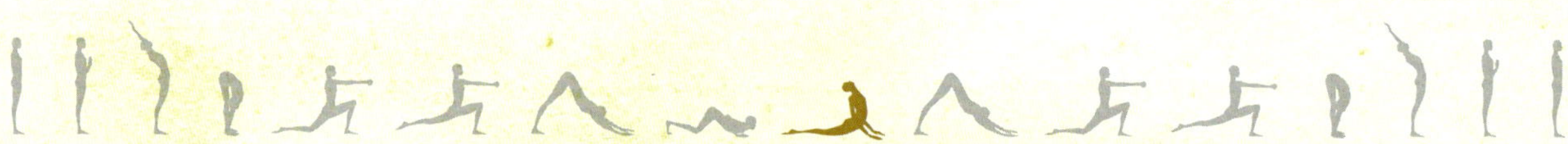

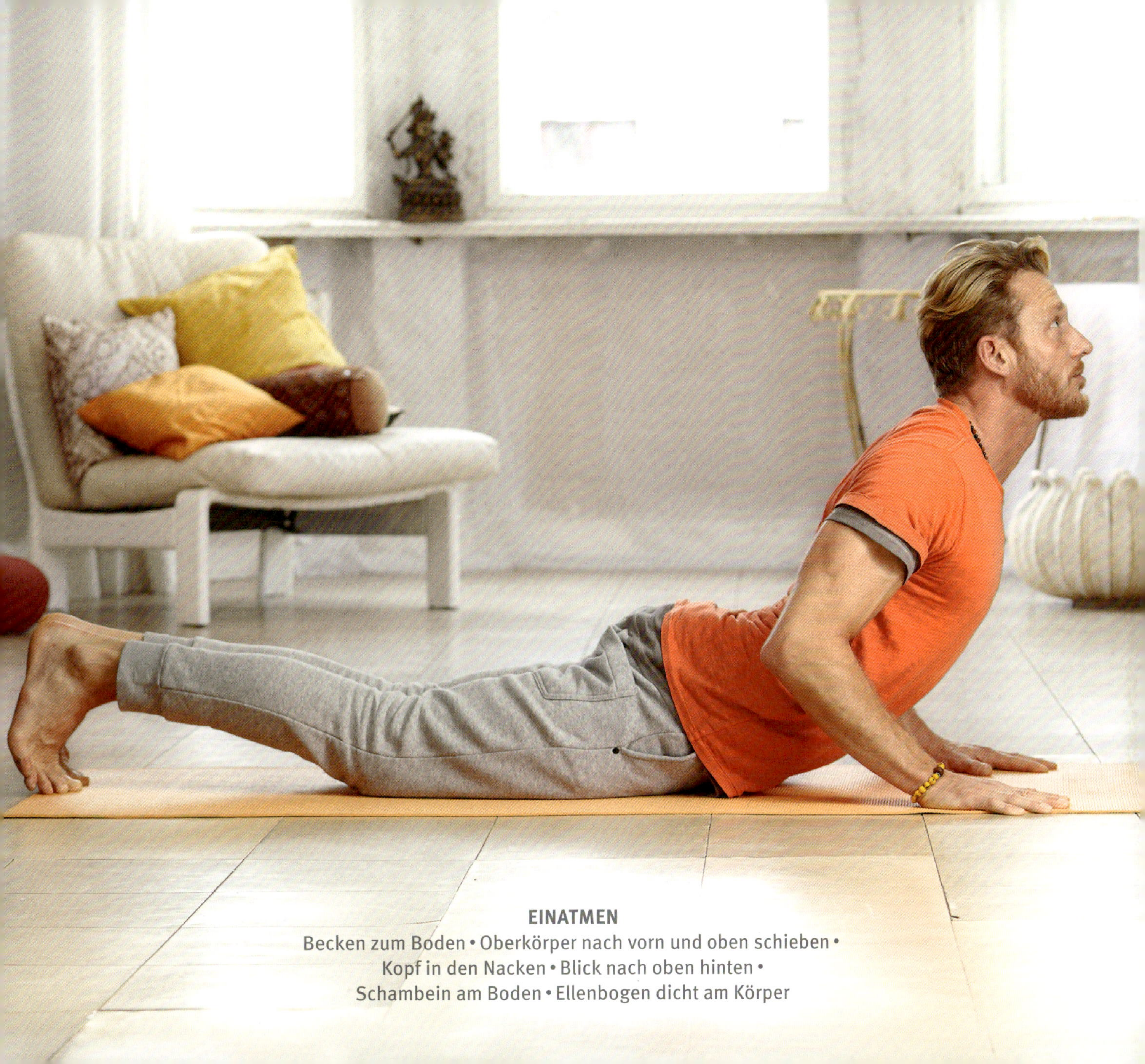

EINATMEN

Becken zum Boden • Oberkörper nach vorn und oben schieben • Kopf in den Nacken • Blick nach oben hinten • Schambein am Boden • Ellenbogen dicht am Körper

Parvatasana

Berghaltung

SO FÜHREN SIE DAS ASANA AUS

- Beginnen Sie auszuatmen. Lassen Sie den Oberkörper gehoben, während Sie mehr Kraft in die Hände bringen und Ihre Arme strecken, bis Ihr Rücken parallel zum Boden ist und Sie sich im Vierfüßlerstand befinden.
- Heben Sie die Knie vom Boden und schieben Sie Ihr Gesäß nach oben und hinten. So drücken Sie sich mithilfe der Armkraft nach hinten und verlagern Ihren Körperschwerpunkt zwischen Füße und Hände zum Steißbein.
- Strecken Sie die Beine so weit wie möglich und bringen Sie die Fersen in Richtung Boden. Achten Sie darauf, dass sich die großen Zehen beider Füße berühren und Ihre Fersen leicht geöffnet sind.
- Ihre Handflächen liegen fest und bestimmt auf dem Boden auf und helfen Ihnen, Ihr Gewicht immer mehr auch auf die Fußsohlen zu bringen.
- Bewegen Sie das Brustbein aktiv nach unten und leicht nach vorn. Nehmen Sie das Kinn wieder zum Brustbein heran.

WORAUF SIE IHR BEWUSSTSEIN LENKEN KÖNNEN

- Da Ihnen die Haltung schon bekannt ist, können Sie Ihre Aufmerksamkeit jetzt noch stärker auf den Kehlkopf richten. Spüren Sie in die hier entstehende Klarheit hinein, die durch den leichten Kehlverschluss besonders konzentriert erlebbar ist.
- Auf körperlicher Ebene können Sie erfahren, wie diese Haltung nun eine neue Selbstverständlichkeit bekommen hat.

Wann Sie diese Haltung variieren sollten

- *Bei einem empfindlichen Rücken sollten Sie von der Kobrahaltung über den Vierfüßlerstand mit einem leichten Rundrücken in die Berghaltung kommen.*
- *Weitere Variationen zur Haltung entnehmen Sie der Anleitung auf Seite 86.*

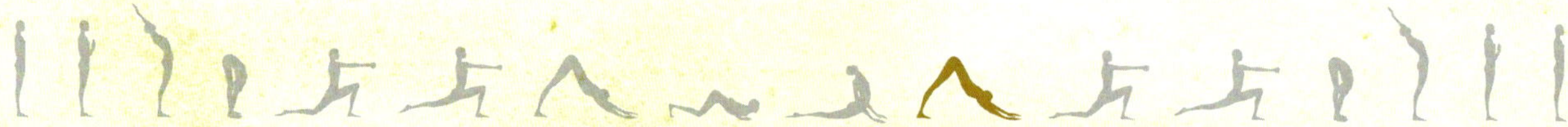

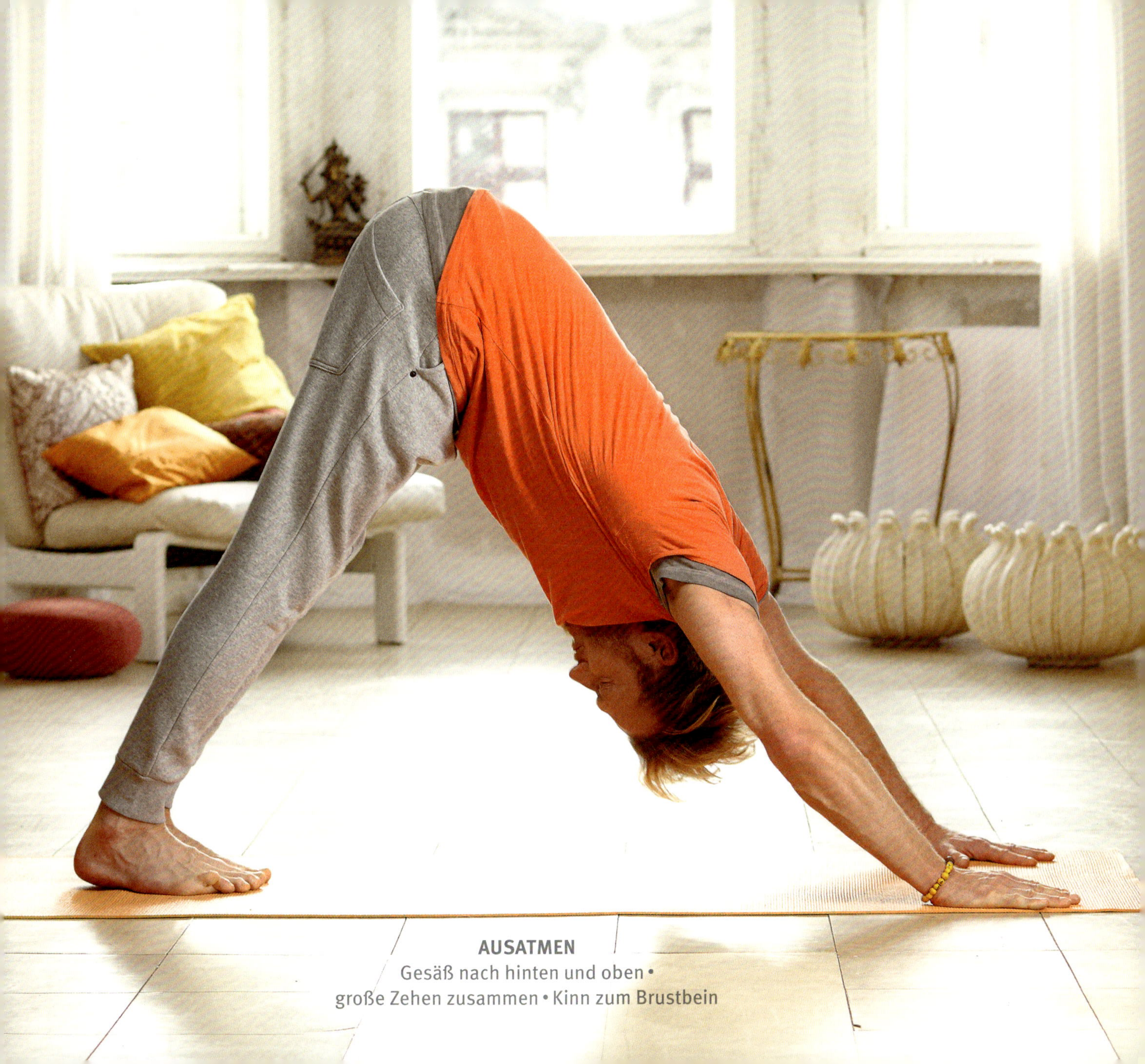

AUSATMEN

Gesäß nach hinten und oben •
große Zehen zusammen • Kinn zum Brustbein

Ashwa Sanchalanasana

Reiterhaltung

SO FÜHREN SIE DAS ASANA AUS

- Schauen Sie nach unten vorn zwischen die Hände, atmen Sie ein und verlagern Sie das Gewicht auf die Hände und auf das linke Bein. Bringen Sie den rechten Fuß nach vorn zwischen die Hände.
- Legen Sie das linke Knie am Boden ab und lassen Sie die Zehen aufgestellt. Richten Sie den Oberkörper senkrecht über Ihrem Beckenzentrum auf.
- Machen Sie mit beiden Händen eine Faust, wobei Sie den Daumen mit den anderen Fingern umschließen. Legen Sie die linke Faust auf den Bauchnabel und strecken Sie die rechte Faust auf Schulterhöhe nach vorn aus.
- Achten Sie darauf, dass sich die Schultern parallel über den Hüften befinden und auf gleicher Höhe ausrichten. Meistens geht es hier darum, die Schulter des gestreckten Arms wieder ein wenig zurückzubringen, da diese sich beim Ausführen der Bewegung oft nach vorn schiebt.

WORAUF SIE IHR BEWUSSTSEIN LENKEN KÖNNEN

- Sie wissen über diese Haltung bereits, dass zwei Energiezentren im Mittelpunkt der Wahrnehmung stehen können: Nabel- und Augenbrauenzentrum.
- Jetzt, wo Sie die Haltung schon formal kennengelernt haben, können Sie ganz ins Spüren gehen: Sie können sich aus der instinktiven Stärke der Unterleibsregion heraus klar aufstellen und dabei die intuitive Kraft des dritten Auges (Stirnchakra) ebenso klar erkennen.

Wann Sie diese Haltung variieren sollten

- *Sollte der rechte Fuß während des Übergangs in diese Haltung nicht auf Anhieb weit genug zwischen den Händen landen, greifen Sie mit der rechten Hand den rechten Knöchel und setzen den Fuß dann geführt zwischen die Hände.*
- *Falls Sie durch die aufgestellten Zehen eine unangenehme Spannung im linken Fuß oder Leistenbereich fühlen, legen Sie den Fußrücken auf dem Boden ab oder reduzieren die Spannung durch eine tiefe Zwischenatmung.*
- *Weitere Variationen finden Sie auf Seite 82.*

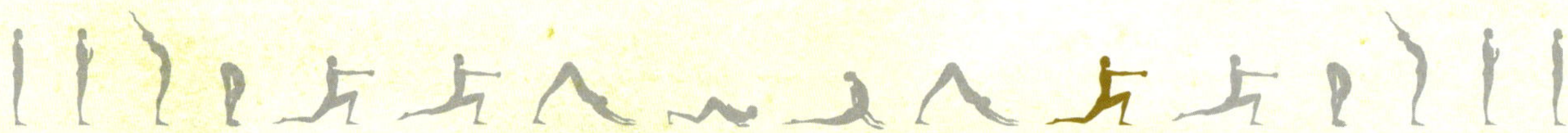

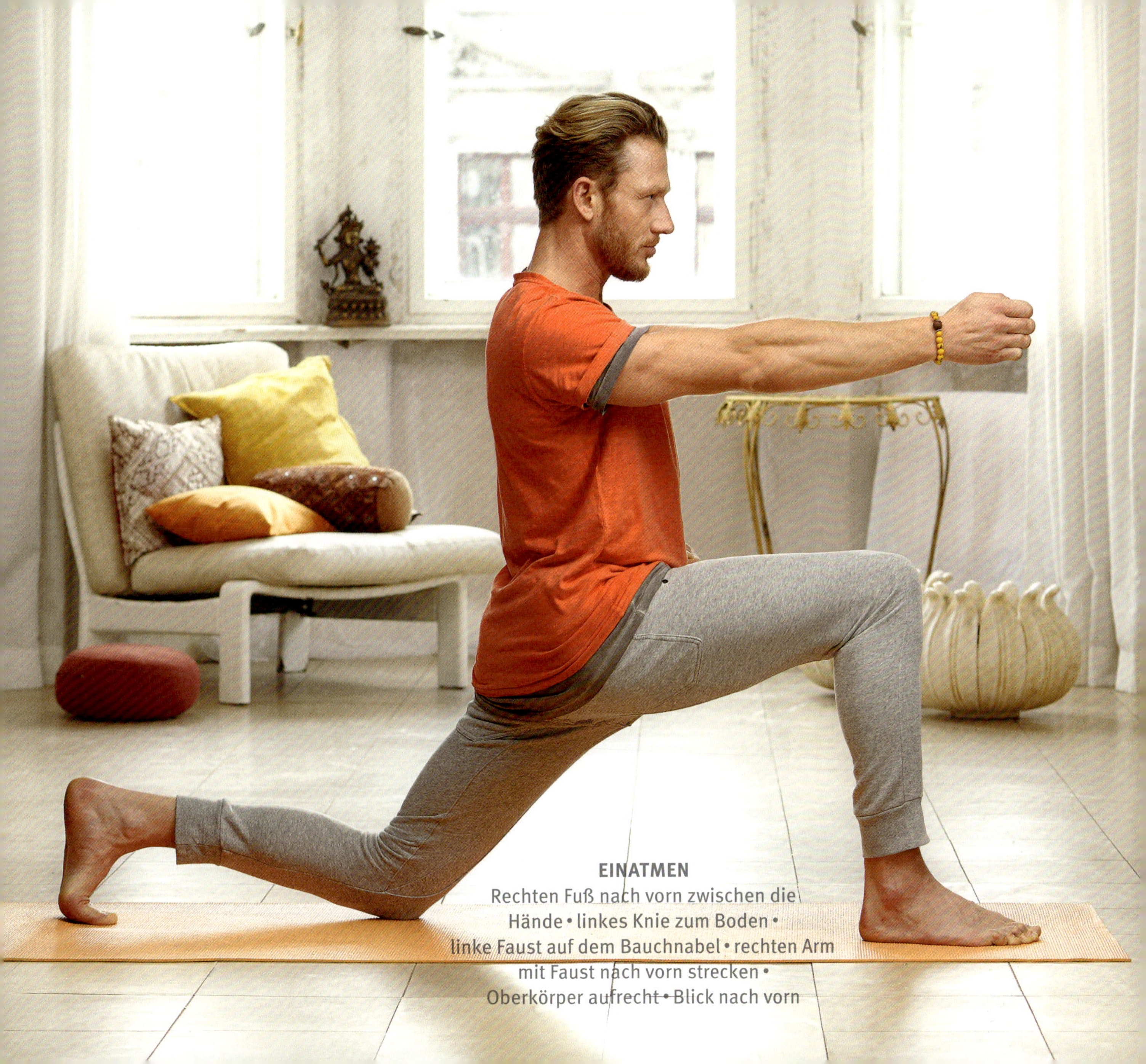

EINATMEN

Rechten Fuß nach vorn zwischen die Hände • linkes Knie zum Boden • linke Faust auf dem Bauchnabel • rechten Arm mit Faust nach vorn strecken • Oberkörper aufrecht • Blick nach vorn

Ashwa Sanchalanasana

Reiterhaltung gehoben

SO FÜHREN SIE DAS ASANA AUS

- Während Sie die Einatmung halten, zentrieren Sie sich über Ihrem Körperschwerpunkt im Becken – und lenken Sie die Aufmerksamkeit kurzzeitig zum Kronenpunkt (Kronenchakra). Indem Sie Ihre Wahrnehmung so von der unteren Endregion der Wirbelsäule zur oberen schicken, können Sie bereits einen »Lift« nach oben spüren.
- Drücken Sie die linke Ferse nach hinten, heben Sie Ihr Knie vollständig vom Boden ab und strecken Sie das linke Bein aktiv in die Länge. Halten Sie dabei den Oberkörper möglichst zentriert und aufrecht.
- Der vordere Oberschenkel befindet sich parallel zum Boden und senkrecht zum Unterschenkel. Der linke Arm ist ebenfalls um 90 Grad angewinkelt. Der Ellenbogen zeigt klar zur Seite.
- Überprüfen Sie noch einmal, ob beide Schultern auf einer Höhe und in einer Achse sind.

WORAUF SIE IHR BEWUSSTSEIN LENKEN KÖNNEN

- In dieser Haltung können Sie Ihren inneren Krieger spüren und dessen stolze Tatkraft ganz konkret auf Ihre eigenen Tages- und Lebensziele übertragen.
- Stellen Sie sich vor, wie Sie mit dieser klaren, fokussierten und sehr bewussten Kraft den nächsten Schritt gehen, der Sie Ihr Ziel erreichen lässt.
- Wenn Sie einen konkreten Wunsch mit in die Sonnengrußpraxis genommen haben, können Sie sich jetzt bildlich vorstellen, wie Sie sich auf dieses konkrete Ziel zubewegen und wie es sich durch Ihre innere und äußere Haltung ganz selbstverständlich zu erfüllen beginnt.

Wann Sie diese Haltung variieren sollten

- *In der Schwangerschaft, bei sehr instabilen Fuß- oder Kniegelenken oder bei akuten Erschöpfungszuständen ist diese Haltung nicht zu empfehlen. Bleiben Sie stattdessen in der vorherigen Haltung und halten Sie den Einatem für einen Moment.*
- *Falls Ihr linker Fußrücken auf dem Boden liegt, drücken Sie sich vom Fußspann weg nach oben.*

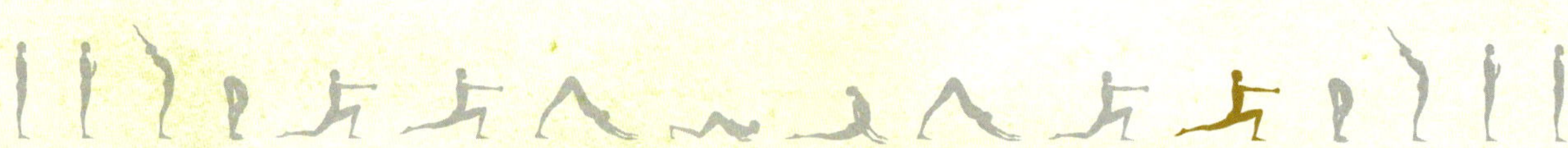

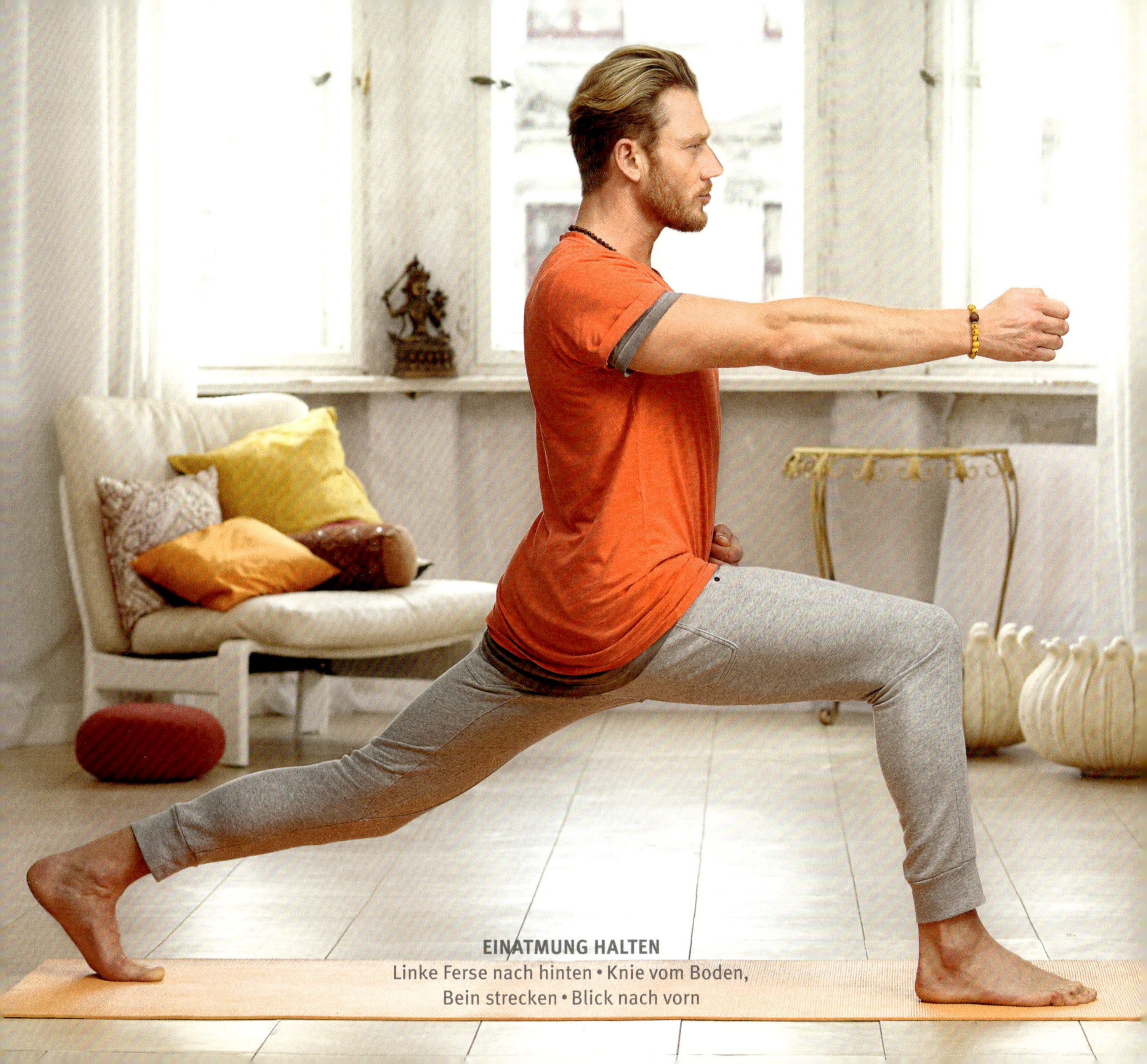

EINATMUNG HALTEN

Linke Ferse nach hinten • Knie vom Boden, Bein strecken • Blick nach vorn

Pada Hastasana

Hand-Fuß-Haltung

SO FÜHREN SIE DAS ASANA AUS

- Mit Beginn der Ausatmung legen Sie das hintere, linke Knie wieder am Boden ab. Verlagern Sie das Gewicht nach vorn auf die Hände und holen Sie das linke Bein nach vorn neben den rechten Fuß. Achten Sie darauf, dass sich die großen Zehen berühren und die Fersen leicht geöffnet sind.
- Schmiegen Sie Ihren Oberkörper dicht an die Beine und senken Sie die Stirn zum Knie. Werden Sie ganz kompakt, sodass möglichst wenig Raum zwischen Ober- und Unterkörper bleibt.
- Lassen Sie den Oberkörper komplett los, während Sie Ihre Beine immer mehr strecken. Ihr Steißbein strebt als höchster Punkt nach oben.
- Beugen Sie die Knie so weit an, dass Sie den Kontakt zwischen Stirn und Knie herstellen oder aufgrund der Nähe fühlen können.

WORAUF SIE IHR BEWUSSTSEIN LENKEN KÖNNEN

- In dieser Haltung steht die Welt Kopf, und das Denken und Spüren wird von der Genussfreudigkeit des Unterleibs übernommen.
- Während der Kopf in dieser Haltung immer leerer und vom Denken befreit wird, strebt der instinktive Teil unserer Persönlichkeit (Sakralchakra) empor.
- Konzentrieren Sie sich auf die Leere im nach unten sinkenden Kopf und die Fülle im emporstrebenden Bereich des Steißbeins.

Wann Sie diese Haltung variieren sollten

- *Den großen Schritt nach vorn können Sie auch in mehrere kleine Schritte unterteilen, um jegliches Gefühl von Stress herauszunehmen.*
- *Stützen Sie sich mit beiden Händen auf dem rechten Oberschenkel auf, wenn Sie den Schritt nach vorn dadurch entspannter ausführen können.*
- *Weitere Variationen und Empfehlungen zum Übergang und zur Haltung siehe Seite 80.*

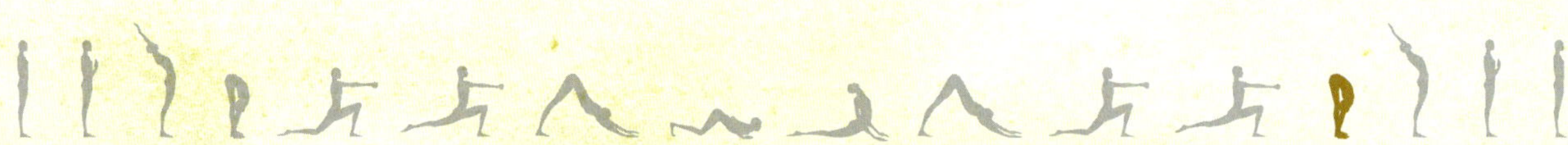

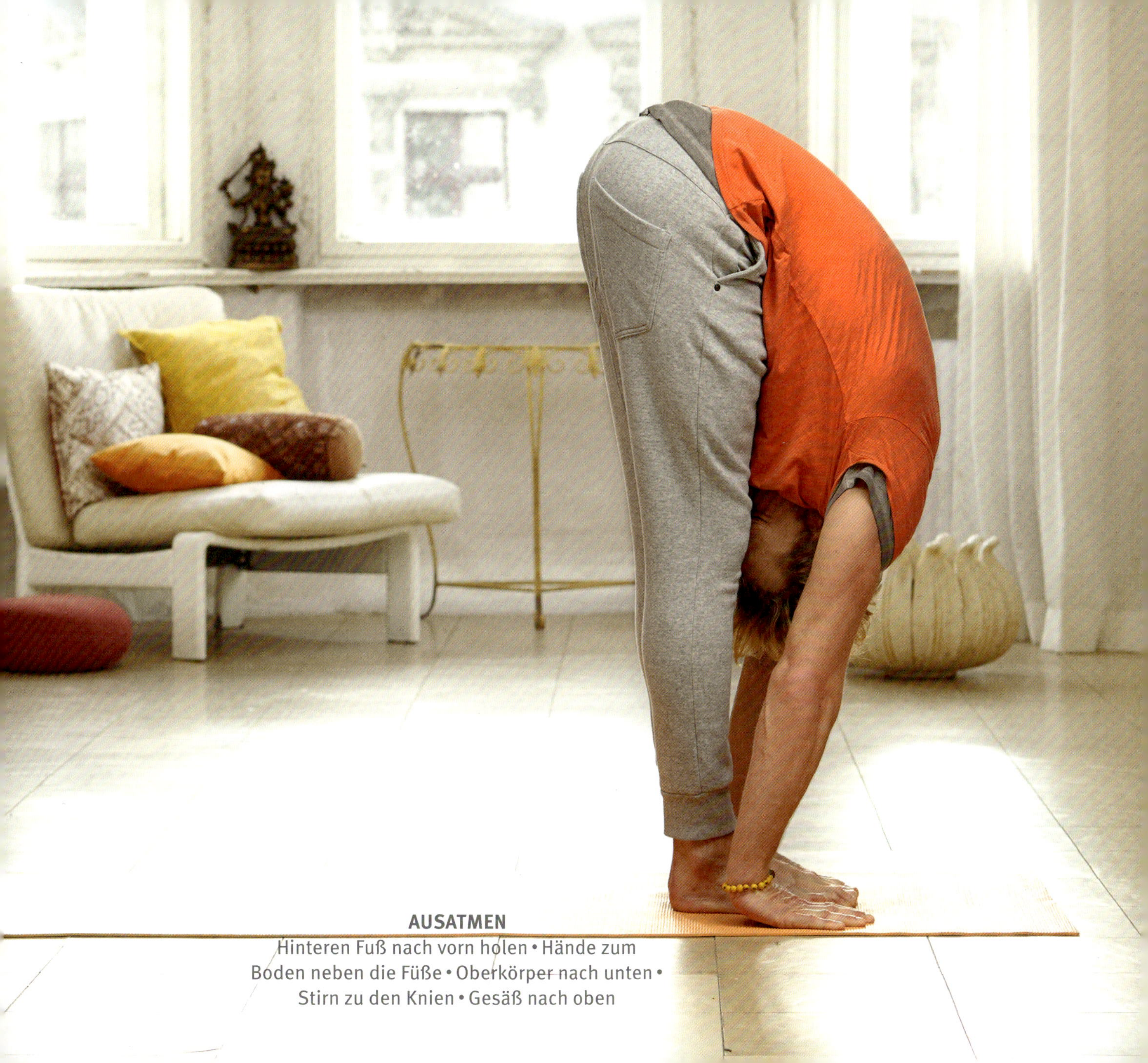

AUSATMEN

Hinteren Fuß nach vorn holen • Hände zum Boden neben die Füße • Oberkörper nach unten • Stirn zu den Knien • Gesäß nach oben

Hasta Utthanasana

Haltung mit gestreckten Armen

SO FÜHREN SIE DAS ASANA AUS

- Sie haben in der Vorbeuge vollständig ausgeatmet. Aktivieren Sie nun die Kraft Ihrer Beine und spannen Sie das Gesäß wieder leicht an, damit sich – wenn Sie jetzt aus der Vorbeuge auftauchen – diese Stabilität auf den unteren Rücken überträgt. Auf diesem festen Fundament kann sich der mittlere und obere Rücken geschmeidig aufrichten und nach hinten beugen.
- Mit einsetzender Einatmung führen Sie Ihre gestreckten Arme über vorn nach oben und nach hinten. Ihr Oberkörper richtet sich mit der Wellenbewegung der Arme auf.
- Ihr Blick folgt der Bewegung der Arme und geht ebenfalls über unten und vorn nach oben und hinten. Ihr Kopf integriert sich harmonisch in diese Wellenbewegung des Auftauchens.
- Ihre Handflächen sind erst zum Körper, dann nach vorn und in der Endhaltung durch die Rückbeuge leicht nach oben gerichtet.
- Schieben Sie Ihr Becken ein wenig nach vorn, um die Sichelform Ihrer Körpersilhouette zu betonen und um den unteren Rücken zu stabilisieren.

WORAUF SIE IHR BEWUSSTSEIN LENKEN KÖNNEN

- Beobachten Sie während der dynamischen Bewegung die Klarheit, die in Ihnen aufsteigt und sich von den Fußspitzen wie ein Bogen bis zum Kehlkopf aufspannt.
- Sie können die Bewegung der aufgehenden Sonne visualisieren und ganz in diese runde Dynamik eintauchen.

Wann Sie diese Haltung variieren sollten

- *Bei Rückenbeschwerden können Sie sich dafür entscheiden, den Rücken – mit zunächst hängenden Armen – Wirbel für Wirbel aufzurollen und dann abschließend die Arme behutsam über vorn nach oben zu führen.*
- *Weitere Variationen und Empfehlungen zum Übergang und zur Haltung finden Sie auf Seite 78.*

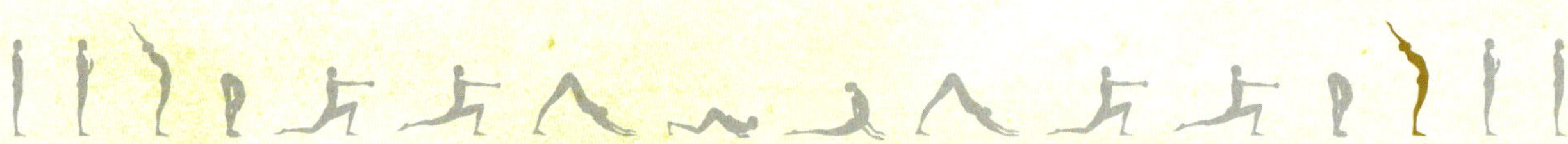

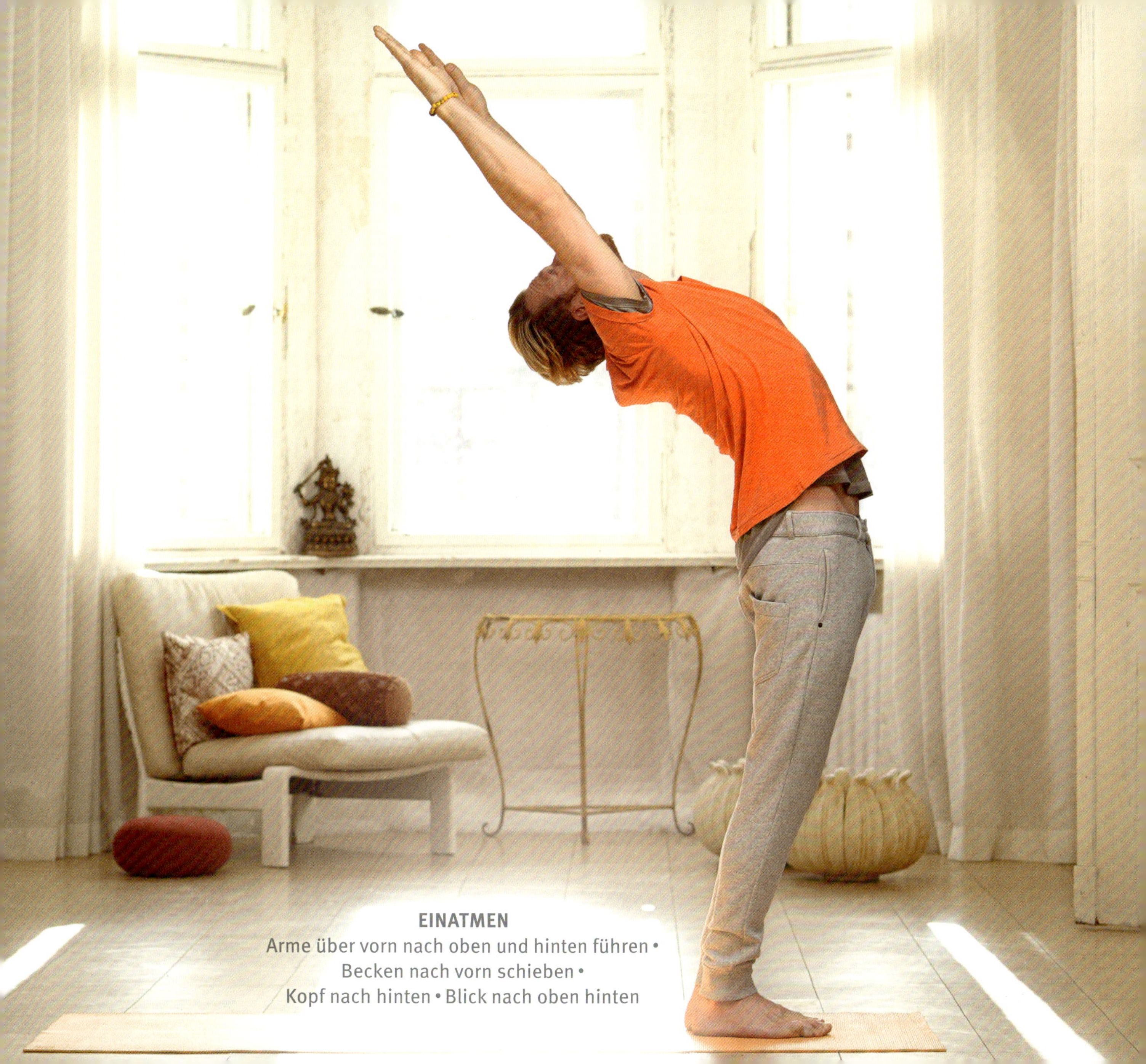

EINATMEN

Arme über vorn nach oben und hinten führen •
Becken nach vorn schieben •
Kopf nach hinten • Blick nach oben hinten

Pranamasana

Gebetshaltung

SO FÜHREN SIE DAS ASANA AUS

- Atmen Sie aus und führen Sie die Handflächen zusammen, während Sie sich aus der Rückbeuge aufrichten, bis Ihr Kronenpunkt nach oben zeigt.
- Führen Sie dann die Hände in der Gebetshaltung vor Ihr Herz. Legen Sie die Daumenrücken sanft und achtsam ans Brustbein und schieben Sie es leicht nach oben und vorn.
- Ziehen Sie Ihre Schulterblätter an den Rücken und lassen Sie die Schultern ganz entspannt nach hinten und unten sinken.
- Fühlen Sie sich aufgerichtet und bereit, Ihr Herz noch weiter zu öffnen.
- Ihre Füße liegen gut auf dem Boden auf, die großen Zehen berühren sich und Sie sind fest im Boden verankert. Gleichzeitig bildet das Kronenchakra einen Gegenpunkt und zieht Sie wie an einem unsichtbaren Band nach oben zur Decke. Dazwischen nehmen Sie Ihr geöffnetes Herz als Mittelpunkt dieser Haltung wahr.
- Atmen Sie nach der vollständigen Ausatmung jetzt tief ein und füllen Sie Ihren Brustkorb mit neuer Lebenskraft.

WORAUF SIE IHR BEWUSSTSEIN LENKEN KÖNNEN

- Sie können die Augen schließen, um die Kraft im Herzraum besser wahrzunehmen.
- Achten Sie darauf, dass Sie Ihre Aufrichtung trotz der tiefen Ausatmung weiter beibehalten, ganz präsent im Herzen sind und nicht energetisch in den Unterleib rutschen.
- Diese Haltung ist innerlich sehr aufrecht und spannungsvoll und dabei nach außen voller klarer Hingabe und ein aufrichtiges Bekenntnis zur Herzenskraft.
- Bei der Einatmung können Sie die Augen wieder öffnen, um ganz bewusst zu sehen, wie das Neue, nachdem das Alte gewichen ist, sich auf Sie zubewegt und in Sie eingeht.

Wann Sie diese Haltung variieren sollten

- *Variationen zur Haltung finden Sie auf Seite 76.*

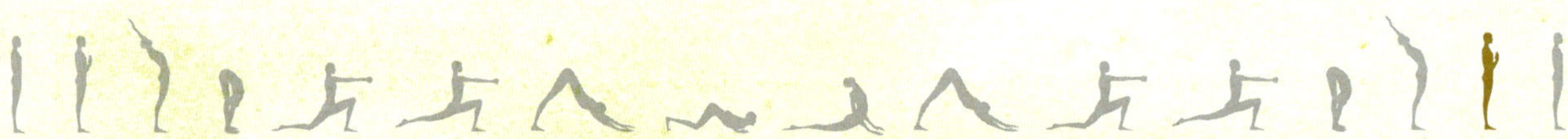

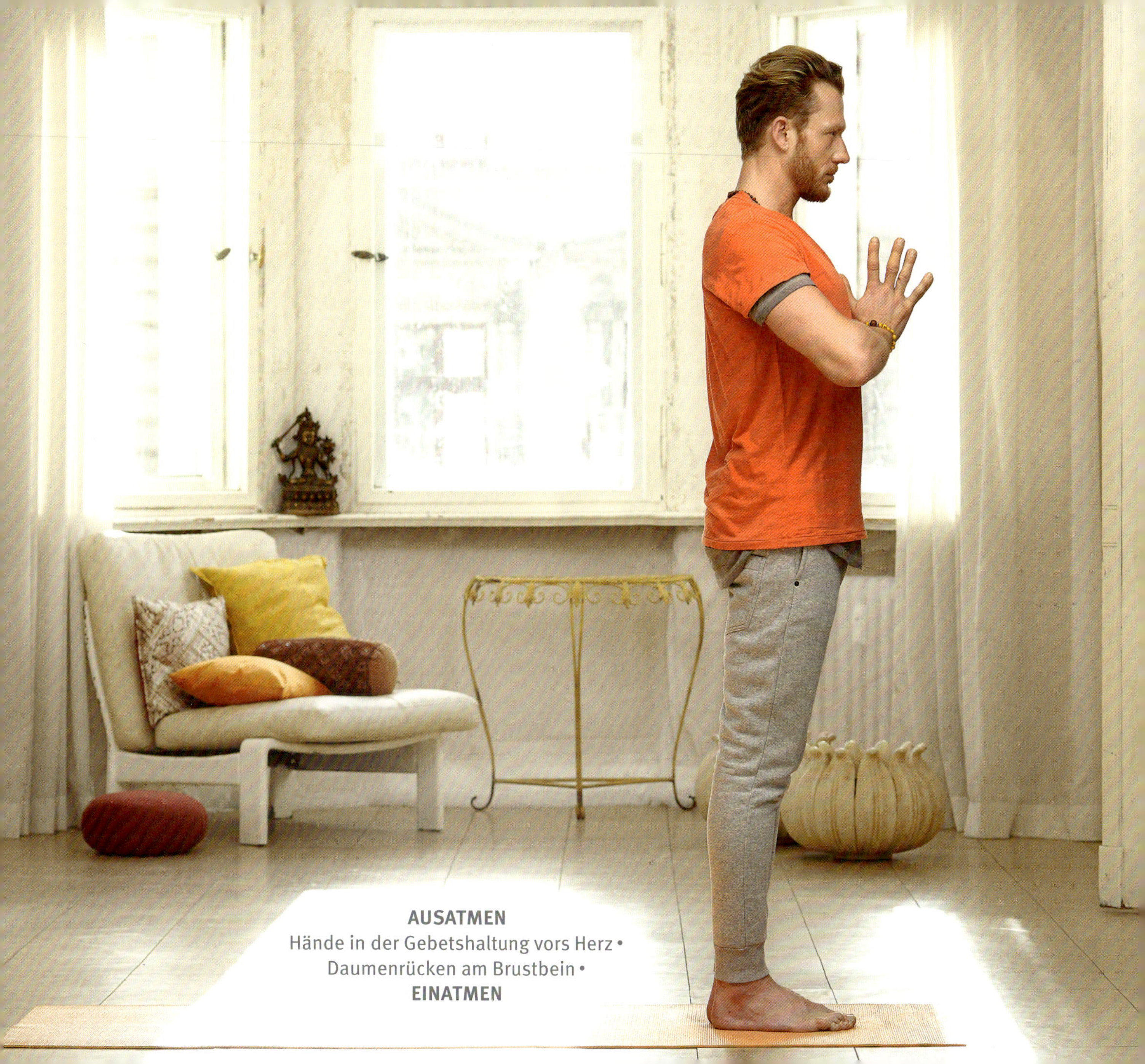

AUSATMEN
Hände in der Gebetshaltung vors Herz •
Daumenrücken am Brustbein •
EINATMEN

Tadasana

Palmenhaltung

SO FÜHREN SIE DAS ASANA AUS

- Mit der nächsten Ausatmung lassen Sie die Hände in der Gebetshaltung bis zum Becken sinken, öffnen sie dort und führen sie dicht neben den Körper. Nehmen Sie ihre energetische Aktivität wahr und richten Sie die Handflächen mit gespreizten Fingern leicht nach vorn aus.
- Sie stehen auf den ganzen Fußsohlen, aufrecht und klar. Ihr Kronenpunkt zeigt nach oben und Ihr Kinn ist leicht gehoben.
- Sie haben die erste Hälfte des Sonnengrußes ausgeführt und sind wieder am kurzen Mattenende angekommen, wo Sie gestartet sind.

Schließen Sie mit der nächsten Einatmung den zweiten Teil des Sonnengrußes an, bei dem Sie im Reitersitz das rechte Bein nach hinten strecken und dann auf dem Rückweg das linke Bein nach vorn schwingen.

- Wenn Sie das Gefühl haben, dass Sie erst einmal eine Pause benötigen, dann atmen Sie in der Palmenhaltung so lange ruhig ein und aus, bis Sie für die zweite Hälfte des Sonnengrußes bereit sind.

WORAUF SIE IHR BEWUSSTSEIN LENKEN KÖNNEN

- Richten Sie Ihr Bewusstsein darauf, dass Sie nach dem Aufbruch angekommen sind und den ersten Durchlauf auf Ihrem Weg zum Ziel geschafft haben.
- Spüren Sie die Erdung im Stand, die nach der Dynamik der wechselnden Haltungen nun wieder zurückkehrt.
- Nehmen Sie gleichzeitig die Leichtigkeit wahr, durch die Sie nun noch weiter in Richtung Himmel hinaufspüren können.
- Als einen dritten Punkt – neben der Erde und dem Himmel – können Sie jetzt die Dimension des Herzens wahrnehmen, das unaufhaltsam und mutig nach vorn strebt.

Wann Sie diese Haltung variieren sollten

- *Variationen zur Haltung finden Sie auf Seite 74.*

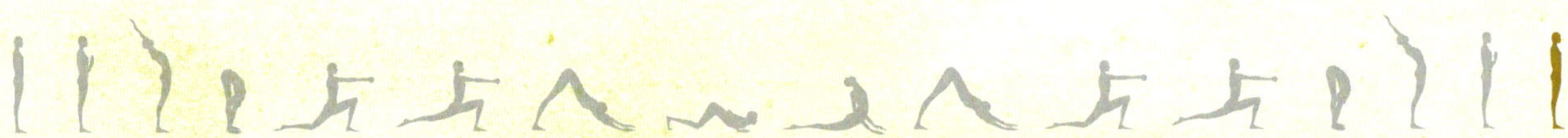

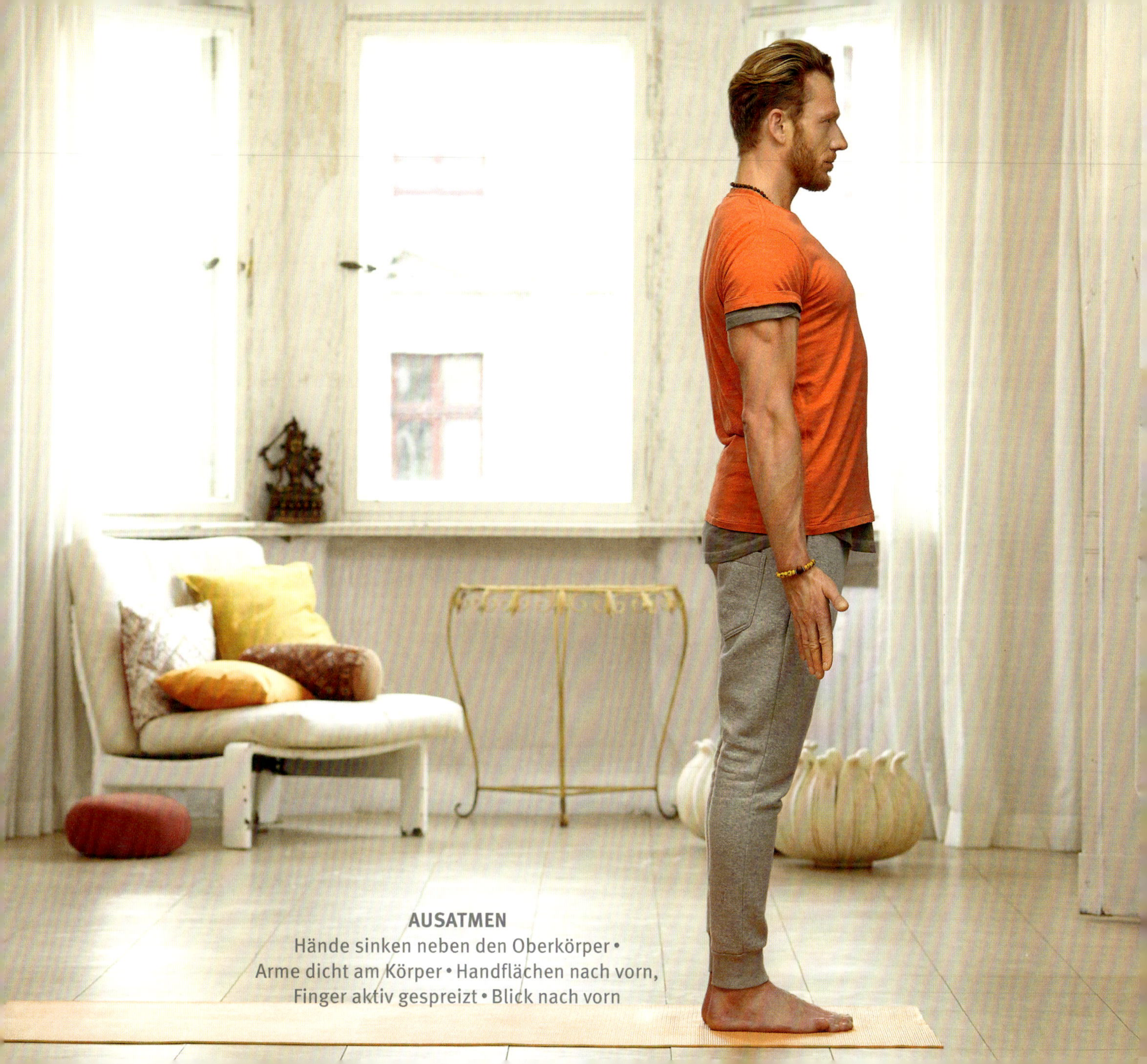

AUSATMEN
Hände sinken neben den Oberkörper • Arme dicht am Körper • Handflächen nach vorn, Finger aktiv gespreizt • Blick nach vorn

Zum Nachschlagen

Bücher & Videos, die weiterhelfen

Middendorf, Katharina: **180 Grad.** Amazon Kindle Edition

Deida, David: **Der Weg des wahren Mannes.** Kamphausen

Richardson, Diana: **Zeit für Liebe.** Sex, Intimität und Ekstase in Beziehungen. Innenwelt Verlag

Sriram, R.: **Wünsche dir alles, erwarte nichts und werde reich beschenkt.** Indische Philosophie für ein erfülltes Leben. Gräfe und Unzer Verlag

Swami Satyananda Saraswati: **Surya Namaskara. / Asana, Pranayama, Mudra, Bandha. / Kundalini Tantra.** Alle drei Titel: Ananda Verlag

Trökes, Anna: **Das große Yoga-Buch.** Gräfe und Unzer Verlag

Trökes, Anna/Steiner, Ronald: **Yoga für Fortgeschrittene.** Gräfe und Unzer Verlag

Der Mondgruß als Video!

Üben Sie mit Katharina Middendorf im Online-Yogastudio: *www.yogaeasy.de/videos/sunnymoon*

Adressen, die weiterhelfen

Die Autorin bietet in ganz Europa regelmäßig Kurse, Workshops und Reisen sowie Aus- und Fortbildungen für Yogalehrer an:

nivata
www.nivata.de
E-Mail: mail@nivata.de

Adressen für Satyananda-Yogalehrer in Deutschland, Österreich und der Schweiz:

Satyananda Yoga Zentrum e.V.
Langenbrücker Str. 9
23909 Ratzeburg
www.satyananda-yoga.de
E-Mail: syzyoga@t-online.de

Herzlichen Dank an …

Anna Trökes, Mentorin und Begleiterin
www.pranayoga.de

Ralf Sturm, Inspiration für das Thema Polarität
www.ralfsturm.de

Michael Wagner, Model für den Sonnengruß im Buch
www.dharmayoga.de

Die Autorin

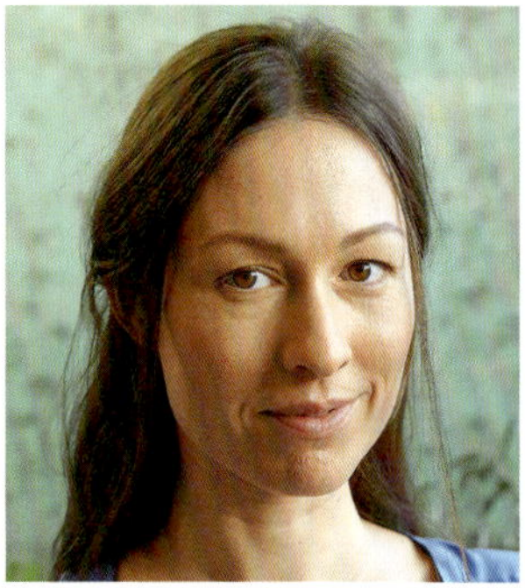

Katharina Middendorf lernte als Creativ Director einer Designagentur die Polarität zwischen Kreativität und Konsequenz kennen. Mit 30 Jahren drehte sie sich um die ersten »180 Grad« (so auch der Titel ihres ersten Buches) und begann ein neues Leben in Indien. Die Geburt ihrer Kinder und sehr lebendige Begegnungen mit dem Tod ließen sie, zurück in Deutschland, die Kreisbewegung vollenden. Zusammen mit ihrem Mann Julian Middendorf gründete sie 2008 mit *nivata®* einen Yogastil, der immer mehr Menschen bewegt, ihren persönlichen Weg zu gehen. Mit der *nivata Sadhana Class®* gibt sie Menschen ein Handwerkszeug für die Entwicklung im eigenen Tempo. Die von *nivata* weiterentwickelten Sonnen-, Mond- und Sternengrüße unterrichtet sie deutschlandweit in Workshops und Yogalehrer-Weiterbildungen. Katharina Middendorf wurde in Indien an der renommierten Bihar School of Yoga (Satyananda Yoga) zur Yogalehrerin ausgebildet.

Widmung

Ich danke meinem verstorbenen Mann Julian dafür, dass er mir durch seine kraftvolle Sonne den Weg zu meiner Mondseite gezeigt und mich immer wieder ermutigt hat, unsere Liebe zum Yoga vielen Menschen zugänglich zu machen.

Weiterlesen tut gut.

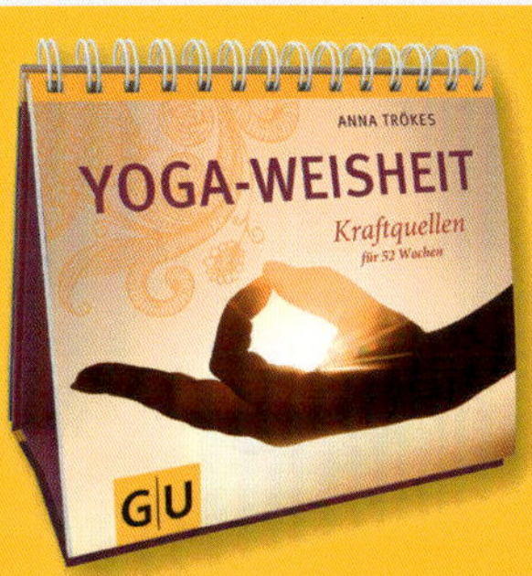

ISBN 978-3-8338-2129-5

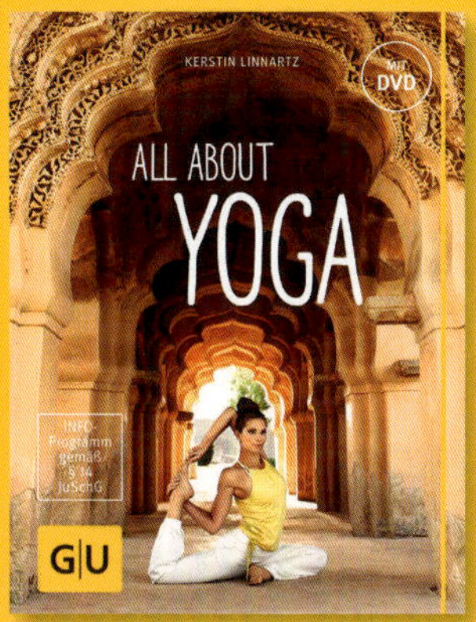

ISBN 978-3-8338-3391-5

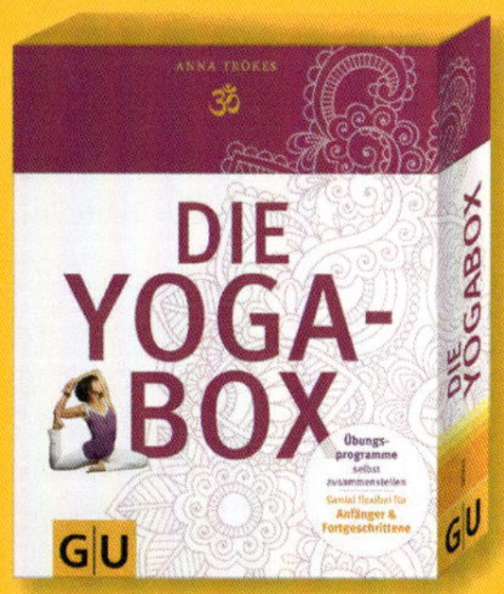

ISBN 978-3-8338-2353-4

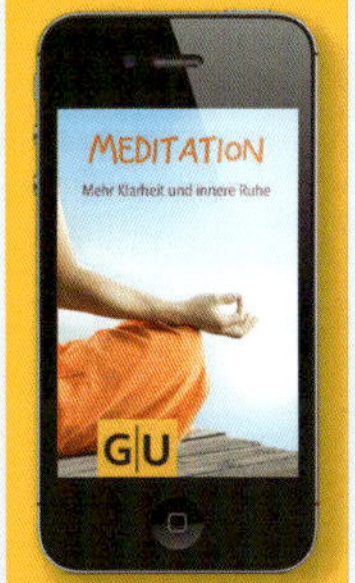

Laden im App Store

ANDROID APP BEI Google play

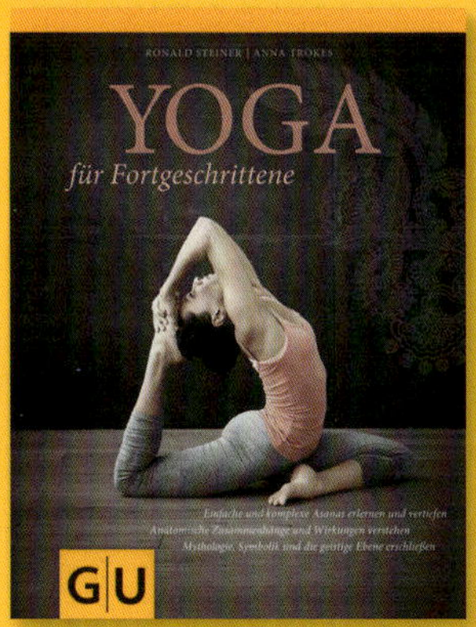

ISBN 978-3-8338-2355-8

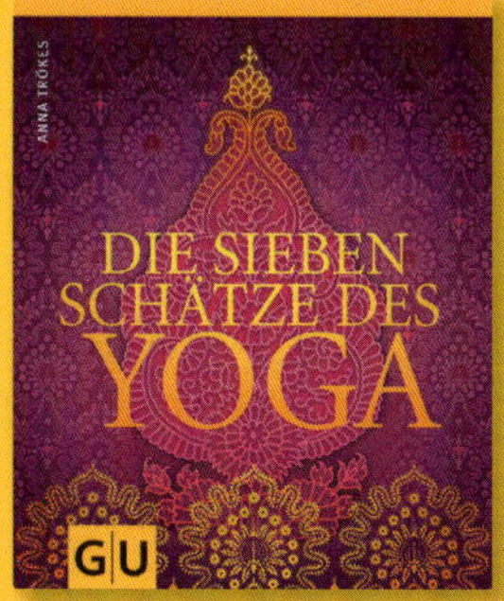

ISBN 978-3-8338-1652-9

e Auch als eBook erhältlich.

Mehr von GU auf **www.gu.de** und
facebook.com/gu.verlag

GU

Willkommen im Leben.

Impressum

Projektleitung: Angela Hermann-Heene

Lektorat & Satz: Felicitas Holdau

Bildredaktion: Julia Fell

Layout & Umschlaggestaltung: independent Medien-Design, Horst Moser, München

Herstellung: Susanne Mühldorfer

Lithos: Longo AG, Bozen

Druck: aprinta, Wemding

Bindung: m. appl, Wemding

ISBN: 978-3-8338-3499-8

1. Auflage 2014

Bildnachweis

Fotoproduktion: Johannes Rodach, München

Weitere Fotos: Bildagentur Huber: S. 14–15; Foto Search: S. 10; Getty images: S. 72–73; Katharina Middendorf: S. 5; Plainpicture: Cover

Syndication: www.jalag-syndication.de

Dank

Wir bedanken uns für das Styling und die Leihgaben für die Fotoproduktion bei www.stilvoll-entspannen.de und www.yogishop.de

Umwelthinweis: Dieses Buch ist auf PEFC-zertifiziertem Papier aus nachhaltiger Waldwirtschaft gedruckt.

Die *GU-Homepage* finden Sie im Internet unter **www.gu.de**

Wichtiger Hinweis

Die Inhalte des vorliegenden Ratgebers wurden sorgfältig recherchiert und haben sich in der Praxis bewährt. Alle Leserinnen und Leser sind jedoch aufgefordert, selbst zu entscheiden, ob und inwieweit sie Übungsanleitungen und Anregungen aus diesem Buch umsetzen wollen und können. Die Autorin und der Verlag übernehmen keine Haftung für die Resultate.

Führen Sie die Yogaübungen immer im Rahmen Ihrer Beweglichkeit aus, erzwingen Sie nichts. Wenn Sie sich im Yoga weiterentwickeln wollen, besuchen Sie bitte auch einen Kurs. Ein Buch kann einen Lehrer oder eine Lehrerin niemals ersetzen.

www.facebook.com/gu.verlag

GRÄFE UND UNZER Verlag
Leserservice
Postfach 86 03 13
81630 München
E-Mail:
leserservice@graefe-und-unzer.de

Telefon: 00800 / 72 37 33 33*
Telefax: 00800 / 50 12 05 44*
Mo–Do: 8.00–18.00 Uhr
Fr: 8.00–16.00 Uhr
(gebührenfrei in D, A, CH)*

Ihr GRÄFE UND UNZER Verlag
Der erste Ratgeberverlag – seit 1722.

GRÄFE UND UNZER

Ein Unternehmen der
GANSKE VERLAGSGRUPPE